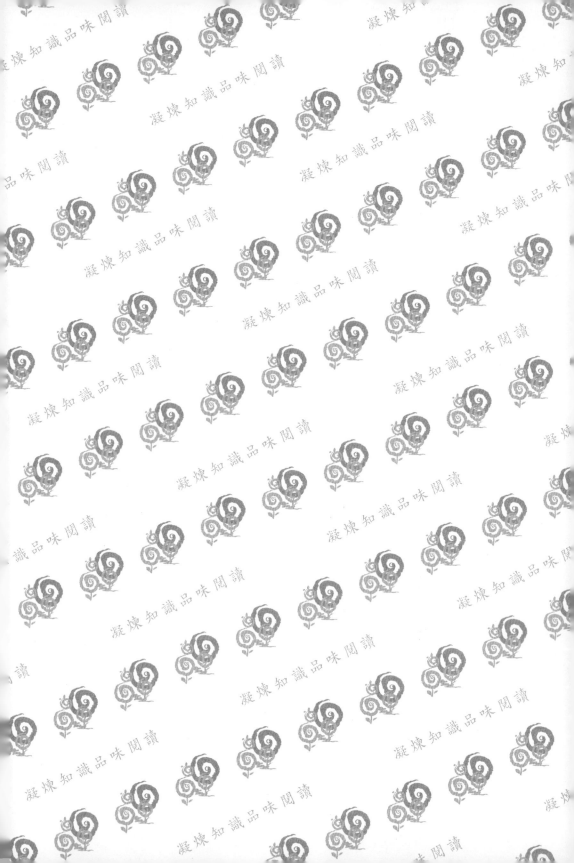

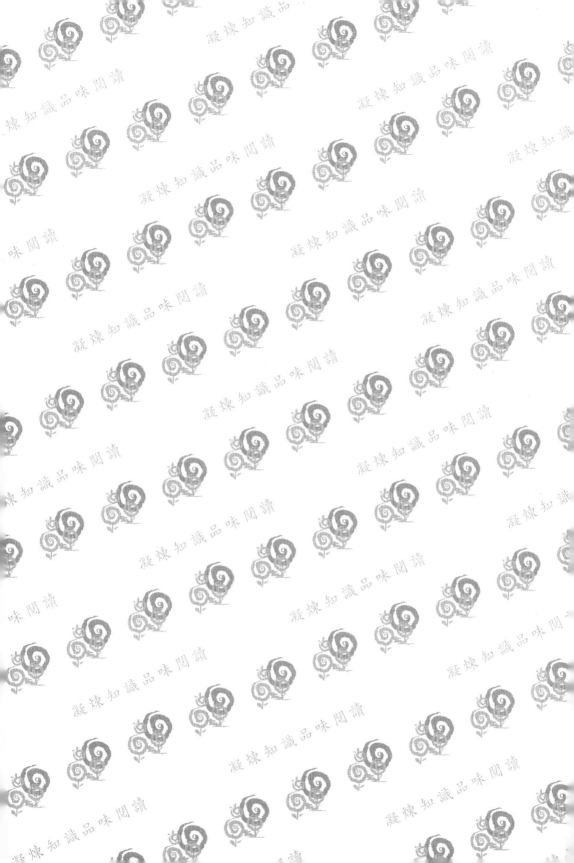

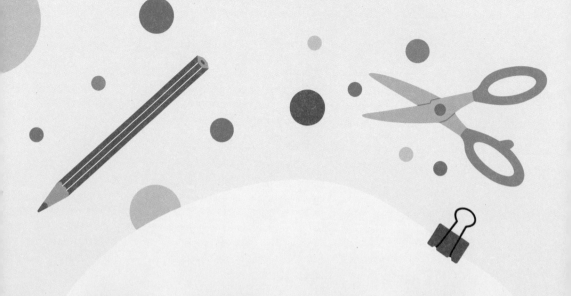

藝術治療

家庭動力繪畫概論

五南圖書出版公司 印行

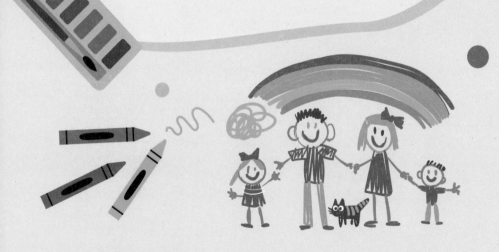

此書獻給關愛與鼓勵我的
母親、師長、姪女與朋友們

甜蜜的家庭

譯詞者未詳

我的家庭眞可愛　　整潔美滿又安康

姊妹兄弟很和氣　　父母都慈祥

雖然沒有好花園　　春蘭秋桂常飄香

雖然沒有大廳堂　　冬天溫暖夏天涼

可愛的家庭呀

我不能離開你　　你的恩惠比天長

序

　　在University of Pittsburgh就讀博士班期間，Bruns與Kaufman一系列有關藝術治療方面的叢書，尤其以*Actions, Styles and Symbols in Kinetic Family Drawings*一書深深吸引我，也令我覺得非常震撼，竟然藉著孩子畫出家庭的圖畫，就可以窺知個體與家庭成員的互動關係。民國83年返回母校台北市立師院兼課，根據Burns與Kaufman的理論對兒童的家庭動力繪畫進行探討，大都相當地符合Burns與Kaufman所研究的理論。

　　我蒐集了十個孩子的圖畫進行賞析與輔導，其間進行的過程是與我的學生們共同參與研討和輔導，很訝異孩子們藉著紙張展現了他／她們心聲的寫白；也很驚訝他／她們在輔導後的成長。我們看到了孩子逐日快樂燦然的笑顏；以歡天喜地的笑聲道出家裡有趣的故事，畫面上充滿著喜樂；而不再是孤單、黑壓壓、不悅不適的描述，而這就是我們所期待的結果。我們藉由孩子的繪畫表達探知他／她們的心事，以發現孩子心理的困擾與苦悶，協助他們抒發而得以釋懷與解決問題；期待孩子透過繪畫活動，而更成長、更快樂。

　　本書基本的理念架構是以Burns與Kaufman在西雅圖兒童矯型治療醫學中心（The Children's Orthopedic Hospital and Medical Center），對一些在心理上或情緒上有困擾問題的兒童進行研究探討。其過程的指導原則是：畫出你家中每個人在做的事或活動之繪畫的研究理念——以家庭動力繪畫（Kinetic Family Drawings, K-F-D）為主。K-F-D是運用心理學投射技巧藉以了解在心理上與情緒上有困擾之兒童的新工具，整個理念涉及佛洛伊德學說，兒童在K-F-D中能夠活潑自在且較少干涉的對「他／她們自己說話」，是一種內在心理語言的運作與情感表達。

一如約翰霍普金斯大學醫學院（The John Hopkins School of Medicine）小兒科系的Henry J. Mark推薦K-F-D是能夠有效地指導醫學診斷師與治療師積極地運用投射技巧的工具書，無庸置疑地，Burns與Kaufman精心研究的理念方法，富有相當的彈性，沒有診斷學的教條理論，而是藉著個體的圖畫式語言而探知其心理運作。

筆者將自己四年的實際幼教工作經驗，與多年在國外有關心理學、美術、輔導學、藝術治療等領域之學習，以及不斷追求探討的心得與讀者分享，期望身為教育工作者與父母，給天真活潑、富有創意的孩子們更大的思考創造空間，讓他們盡情盡性地藉著繪畫表達自我，肯定自我，以協助他／她們克服生活上、心理上的問題，而擁有天真無邪、快樂無比的童年。

藝術治療是心理治療中所運用的一種工具，然而藝術包含甚廣，繪畫乃是視覺藝術的一項，家庭動力繪畫乃是在執行繪畫治療的一種方法。此書著重在闡述家庭動力繪畫之原理原則，第一章講述藝術治療的基本理念，第二章則是藝術教育與藝術治療的比較。第三章介紹家庭動力繪畫之基本理念，如相關文獻探討，與其意義和指導原則。第四章是幼兒繪畫賞析之實務經驗分享。第五章提供對家庭動力繪畫分析之一種參考方法。第六章探討家庭—兒童—美術三者之間相互影響的關係。第五章綜論K-F-D在繪畫中的重要性。幼兒的畫是一種特殊的「密碼」式圖畫語言，熟悉孩子所呈現的「畫中話」，將可洞悉孩子內心世界的奧妙。

編著本書，絕非筆者一己之能力所能完成，特別感謝五南圖書出版公司楊董事長的敦促與支持，始得有此機緣分享自己所學所知。在編輯排版方面，榮幸有陳副總編輯念祖的建議與大力支援；尤其是執行編輯小姐細心辛苦的編排稿件和校對，本書才能順利付梓。其次謝謝巫翠菁、林春蘭、辜淑貞、江美鈴、李璿玲、曾慧蓮、陳淑慧、謝媛如、蔡美玲、陳淑仙、邵盈榕等老師的協助。同時感謝在匹茲堡完成此書內容期間，陳惠蓮、王昱海夫婦，羅芳娟、陳立君夫婦等好友的支援和鼓

勵。並深深感謝在台灣的師長好友，不斷的關愛和勉勵。尤其是張慧瓊、陳啓光夫婦大力支援我，讓我能較無罣礙地專心學習。過去倉促返台探親之餘，除了自己認真再校文字內容之外，非常感謝羅惠玲小姐竭心盡力協助我進行最後總校正工作。在諸多的良師益友與諸多的善因緣之下，此書才得以順利出版。最後，要特別感謝我未受教育的媽媽，始終的關愛勉勵，以及二姊、哥哥一家人對母親的關照，使得我在就讀博士時能全力以赴地撰寫本書，苦心思維之際，備覺溫馨與激勵。

此書已多次再版，但由於筆者才疏學淺，雖以嚴謹之心處理此書，但疏誤在所難免，尚祈先進不吝指正，不勝感激。

范睿榛

於匹茲堡‧歐克蘭

丙子年雪冬

目　錄

第一章　藝術治療的基本概念

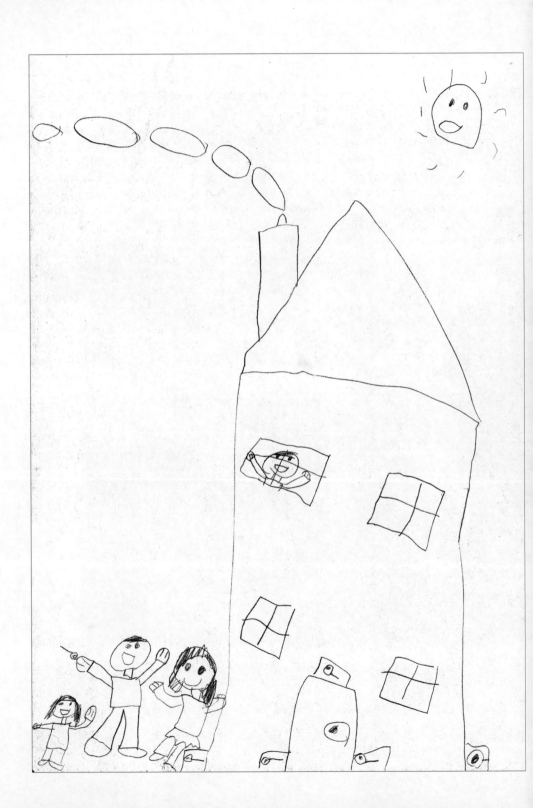

一、藝術治療的定義

國內的藝術治療日益成為社會服務或學術性研究上的一種趨勢，對於藝術治療的定義必須要有明確的概念。事實上，當初對於專業性的藝術治療下一定義和涉及領域，曾引起美國學術界相當多的爭議（Ault, 1977; McNiff, 1979; Shoemaker, etc., 1977; Kramer & Ulman, 1976; and Ulman, 1992 [originally published in 1961; see Ulman (1961b)]）。茲將美國創立「藝術治療協會（American Art Therapy Association）」之學者們對於藝術治療的界定敘述如下，以提供從事藝術治療人士參考：

1.Naumburg（1958）認為藝術治療是一種透過藝術形式而自發性地釋放潛意識。

2.Kramer（1958）卻認為「藝術是一種廣泛且是人類一系列的經驗，也是可做個人意願而選擇多采多姿、且可重複性的經驗」（p.8）。

3.Fink、Levick和Gold（1967）三位藝術治療學者視藝術治療為醫學領域的模式，而這模式的原則是由許多的心理治療學派所結合而成，對病患而言是較容易運用創造力和表達的方式。

4.Levick（1967）以Freudian理念為取向，提出她自己對藝術治療的看法是：藝術治療應該被視為創造活動，是取代神精質徵狀（neurotic symptom）的藥方，而協助病患在疾病尚未惡化之前，得以成功地強化病患個體之防衛機制，且與治療師建立一種默契式的關係。

5.Ulman（1975）強調所謂的藝術治療應該是在開始和結束都接觸了如藝術教育中一系列連續的藝術活動。此外，在一系列活動結束時，會運用心理治療（psychotherapy）和心理治療學（psychotherapeutic）

於視覺媒材的過程中。Ulman又說藝術治療的存在和發展是獨立的理念，且眞正地憑藉一系列藝術領域之運作形成，而不是心理治療方法之領域，這項專門職業的唯一價值完全決定於個體創作藝術經驗中，才可發現其存在意義。

6.Jone（1975）把藝術治療分爲三個向度來解說——分析性（analytical）、功能性（functional）和業餘的愛好（avocation）。所謂的分析性藝術治療（analytical art therpay）是運用我們的覺知（awareness）和心理分析（psychoanalysis）接近病患，以了解其間之動力學（dynmics），而以自由聯想（free association）的談論方式引導個體進入夢中，把前意識（preconscious）的想像誘發出來。功能性藝術治療（functional art therapy）是指病患覺得自己一如被鎖起來和綑綁的感受，而透過藝術治療是一種開展性且沒束縛的表達方法，因爲運用想像領域、認知與語言層面而能獲得洞察力。業餘性藝術治療（avocation art therapy）則是所謂運用治療學（therapeutic）的經驗以學習如何繪畫，且對待病患的方式是鼓勵其運用創造的表達方式，來取代其失去的自我肯定。

7.Betensky（1973）是一名心理學家和藝術治療師，她擅長於現象心理（phenomenological psychology）學領域。所謂現象心理學是採現象論爲觀點，以研究當事者對環境事物之主觀經驗，即是強調當事者自己對一切事物變化的主觀感受和看法，而不是以觀察研究所得的外顯行爲結果作爲解釋（張春興，1989）。Betensky認爲藝術治療是一種藝術經驗，以提供當事者自我覺察（self-awareness）之經驗的泉源，「以幫助個體發現眞實的自我（authenticself）」（Betensky, 1973, p. xi）。

8.Rhyne（1973）以人文（humanistic）領域中之完形心理學（Gestalt psychology）來架構其對藝術治療的觀點。Rhyne解說「以完

形藝術經驗而言，是展現複雜的個人藝術形式，所展現的藝術形式是個體自我所創造出來的事件，觀察個體自我所表現的，和透過個體的繪畫創作出來的內容，所呈現的不但是現實生活中的自我，而且可選擇性和有用的方法來創造一如想像中的自己」（Rhyne, 1973, p.9）。

9.AATA（American Art Therapy Association, 1977）藝術治療提供了個體非語言表達和溝通的機會。其中包括兩種主要取向。第一、以使用藝術即是治療，亦即創造的過程可能對於個人之再諮商情緒衝突（recounseling emotional conflicts）和培養自我覺察（self-awareness）的能力，與個人成長富有相當意義。第二、運用藝術治療爲心理治療的一種工具，個體創作的作品和聯想之談論，兩者都可幫助個體在其內心世界和外在世界發現一個較爲一致且相容的關係（American Art Therapy, 1977）。

藝術治療像藝術教育，可能涉及技巧和媒材的使用方法。當藝術被應用在治療中，指導使用媒材便提供了個體一種自我表達、溝通和成長的工具。藝術治療師較關心的是個體內心的經驗，而不是作品的形成。其間的過程、形式、內容和媒材都是形成作品的重要要素，因爲每一要素都關係著個體的人格成長、人格特質和潛意識（American Art Tehrapy, 1977）。

所謂的治療是個體在身心兩方面的疾病，接受專業人員給予一切處理和照顧，使個體減低病痛並進而恢復健康；藝術治療是以各種藝術活動爲治療過程中的一種媒介形式，透過藝術以達到心理治療的功效。藝術治療是一種心理治療的療程方式，而不是一種藝術活動形式。也就是其間的運作過程不是一如遊戲好玩而已，或一如藝術教育中所強調的技巧和知識能力的養成。藝術治療和藝術教育所使用的媒材是一樣的，但藝術治療的過程著重鼓勵個體以自發性之自我創作表達，和心理動作的

經驗為主，透過作品與語言的表達來獲得個體內在心理的訊息。下一章
節對於藝術教育與藝術治療將有更詳盡的比較解說。

　　總之，在執行藝術治療之前，仍需要最基本的心理治療方式——
晤談。透過晤談的方式以建立治療師與個案之間良好的關係，在獲得個
案基本資料之後，始能根據個案的狀況，設計適合個體藉由藝術形式活
動來表達情感的管道，以協助個案在藝術創作的過程中獲得宣洩或昇華
的作用。因此，在介入治療過程中需要以心理治療之理念為運作主軸，
以提升個體的自我覺察能力。事實上，藝術治療應是藝術自療，強調個
體對自我的認知和肯定的療效。藝術治療是個體心靈最深層面的自我對
談，以觀看自己的心理運作，關愛自己內心的狀況，和學習如何自我成
長，以尋獲生命中一個安全的平衡點。

二、有關藝術治療師之界定

　　此章節談論有關藝術治療之界定，採用的是以美國藝術治療協會
（American Art Therapy Association）為主。讀者可以上AATA網站尋獲
最新的資訊。

（一）定義

　　藝術治療師對於個別、夫婦、家庭和團體，以透過藝術工作為治療
學架構。然而在藝術治療的過程中，使用了藝術創作為一種非語言的溝
通和表達，藝術治療師典型地以口語的探究和介入。藝術治療師所扮演
的角色可能是主要的治療師、或者是與其他的治療組群的聯結者，然而
其扮演的角色由治療單位和對病患的治療目標來決定。提供參與的病患
一系列的治療服務，包括了預防性的服務（preventive services）、診斷

評估（diagnostice evaluation）、測驗評量（assessment）和使用藝術治療為治療法和過程。

（二）服務單位

藝術治療師面對的對象是相當廣泛和不同的組群，並且沒有限制，其中包括了情緒困擾（the emotional disturbed）、肢體殘障（the physically disabled）、老人（the elder）、發展遲緩（the developmentally delayed）、犯罪者（prisoners）和藥物上癮者（drug dependent）。藝術治療師將就業於有關精神健康之部門，如住院或出院之病患、社區精神健康中心、家庭服務、復健中心、醫院、矯治單位、發展中心、教育單位、私人自我成長團體和其他的附屬單位。

（三）職責

藝術治療師幫助病患減輕沮喪，減少身體上、情緒上、行為上和社會上的不適，以提升病患積極正面的成長。依據服務單位的規則和專業標準，藝術治療師可能提供的服務項目可包括下列之任何一種或所有：診斷評估、發展對病患的治療計畫、目標、個案處理服務和治療方法。服務單位可能要求藝術治療師做適當的圖表、記錄、定期報告病患的進展的狀況，和參與專業治療組群之會議或研討會，以提供病患使用藝術治療，在醫療臨床上進展所需的相關資訊和輔導策略。藝術治療師的功能是監督者（supervisor）、執行者（administrators）、輔導員（consultants）和專業的見證人（expert witnesses）。

（四）教育資格要求

依據美國藝術治療協會（American Art Therapy Association, AATA）

訂定專業的標準是研究所碩士學位。藝術治療師需修滿兩年碩士課程，或最少有600小時的監督之實習經驗。然而有些課程會要求1,000小時的實習經驗。而這些碩士學位、組織單位和醫學課程必須是由AATA所核准，且符合協會所設定的教育標準。AATA對個別治療師的能力符合協會特別情況之要求，亦可以給予證明。AATA對於合格的藝術治療師之頭銜是A.T.R.（Art Therapist Registered）。

三、美國藝術治療協會之介紹

美國藝術治療協會於1969年成立，此組織在正式創立之前，藝術治療之母（The mother of therapy）Margret Naumburg、以藝術為治療（art as therapy）理念的藝術家Edith Kramer、在Kansas的Topeks之Menninger Clinic服務的藝術家Mary Huntoon、醫師Don Jones等人，都大力提倡藝術治療的理念和運用。之後，許多的教有、醫學、心理學之專家學者們都共同用心地經營計畫，終於在1969年正式成立了美國藝術治療協會組織（American Art Therapy Association）。此協會以藝術創作為協助和治療人們心理上或情緒上的一種方法，以及透過藝術創作的經驗以促進個體自我成長。AATA所訂定的目標是：運用藝術創作「去幫助兒童或成人發現他們內心世界和外在世界之間的更一致性」（American Art Therapy Association, AATA, 1969）。

藝術治療協會是一個國際性組織，包括了相當多的專業者和學生。此協會是從會員中選出11位委員來執行指導和籌畫。AATA已經設立了有關藝術治療的教育、倫理和實習等標準。而且AATA是以終生教育為導向，每年一度的研討會目的是匯集來自世界各地專業人才，和透過研習、論文發表、錄影帶及獎助金的設立來進行交流分享（American Art

Therapy Association, Inc.小手冊）。

　　此協會的特色摘要（American Art Therapy Association, Inc. 小手冊，http://www.arttherapy.org）如下：

　　1.採取會員制，會員享有之福利，如購書、錄影帶、錄音帶、雜誌等，以及參與每年一度的全國性藝術治療研討會等優待折扣辦法。

　　2.刊物雜誌出版

　　　(1)藝術治療雜誌（Journal of Art Therapy月刊）。

　　　(2)簡訊（Newsletter）。

　　　(3)相關之藝術治療叢書。

　　3.學術研討於每年的11月舉辦一年一度的藝術治療理論的研究論文發表，以及實務經驗之演示活動。

　　4.會員資格與藝術治療師之認定原則。會員制分爲學生會員、專業會員、榮譽會員等。

　　5.與美國部分研究所中的藝術學院、心理學系或醫學院採取合作制度，以培養專業藝術治療師與認定藝術治療師職照事宜，AATA僅協助一些研究所或研究機構所設定之課程標準之驗證計畫。

　　AATA出版了一套相當有意義的小冊子，說明了此組織結構的專業性、計畫性和前瞻性的架構，讓我們對於AATA草創時期，那些絞盡腦汁籌畫的藝術治療先進們的用心和努力感到欽佩和偉大。以下概略敘述AATA所印製的小手冊，礙於小手冊之內容龐大且豐富，只能概要地敘述一二。只要對於藝術治療有興趣者，皆可透過AATA的網頁了解其內部組織結構，和逕自聯絡取得資料或訂購刊物，以獲得更詳盡的資訊。

1.藝術治療倫理手冊（Ethics Document）：主要解說介紹身為一名專業的藝術治療師在工作崗位上應該注意和執行的倫理道德。

2.簡介和會員申請（Information and Membership）：簡述AATA的組織、願景與職責、專業的定義、章則和會員福利等事宜。

3.教育準則：有關美國藝術治療教育的課程（Education Standards: For Programs Providing Art Therapy Education）──由AATA之教育委員訂定目標，所執行的職責是提供會員和一般大眾專業能力標準，以及提升藝術治療之專業知識。

4.藝術治療教育：有關專業的準備（Art Therapy Education: Preparation for the Profession），概要回答一般會員或大眾對藝術治療教育可能常有的困惑疑問。

5.藝術治療教育課程名單（Art Therapy Education Program List 1999-2000）：針對美國大學經過AATA所核准之研究所的課程之名單，其他藝術治療教育之學校，有關證書和執照之研究所課程，和大學部藝術治療課程之學校。

6.藝術治療：專業領域（Art Therapy: The Profession）──解釋何謂藝術治療，治療師服務地方，成為藝術治療師素養之要求，和藝術治療師之職場。

AATA之經營在美國不僅在學校單位、醫院或社會福利單位都有相當的組織架構；同時，另有附屬性的相關組織，如National Art Therapy Association，參與的藝術治療組織來自世界各地共有33個國家，早已擴展為國際性以藝術教育為號召來心理治療的組織機構，於是成立藝術治療師團體國際網（International Networking Group of Art Therapist），由AATA第十三屆的執行長Bobbi Stoll於1989年經營運作，她義務且

精心處理世界各地已被AATA驗證之藝術治療師的聯絡網，而這些治療師可透過聯絡網，自行與世界各地之治療師進行聯絡或經驗交流（International Networking Group of Art Therapists, 2000）。無可否認地，美國藝術治療學會（AATA）以藝術教育所進行的心理治療活動，對整個美國社會和世界有相當巨大的影響力，且衝擊著整個世界之藝術教育的發展取向。

美國藝術治療學會（AATA）是結合多項領域——治療學、藝術、心理為組織運作的主要導向，AATA也與各層面如醫院、學校、社會服務單位、諮商輔導中心，以及個人工作室都有相當的互動和接觸。美國藝術治療協會整個的經營策略具有相當的全方位、且應和著世界的脈動而進行。（上述資料來自A History of Art Therapy in the United States之Art Therapy: Model Job Description一文，此翻譯權已獲得AATA之許可）

1. 美國藝術治療協會（American Art Therapy Association）

AATA National Office: 1202 Allanson Road Mundelein, I160060 U.S.A.

Tel: (847)949-6064

Fax: (847)566-4580

E-mail: arttherapy@ntr.net

Web Site: www. arttherapy.org

2. 藝術治療師團體國際（International Networking Group of Art Therapists）

8020 Briar Summit Dr., Los Angeles, CA 90046

U.S.A.

E-mail: art_tx@earthink.net

[第二章] 藝術教育與藝術治療的比較

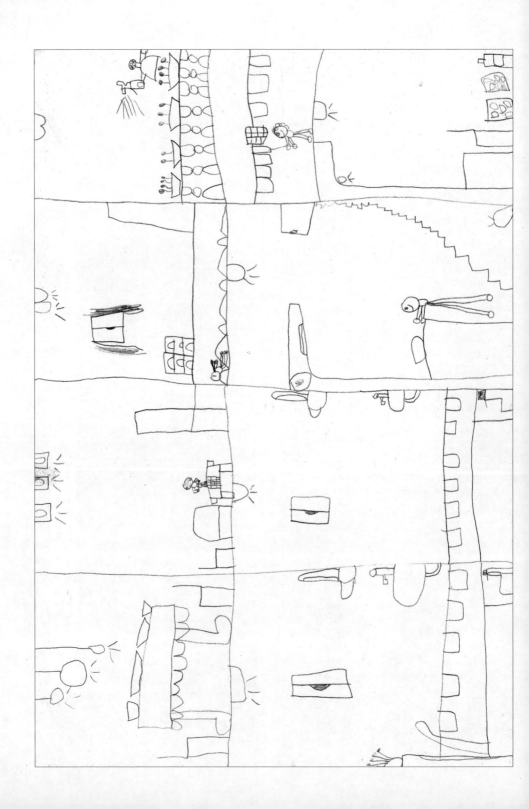

　　每一個孩子都是天生的藝術家。對孩子而言，藝術創作是自發性的遊戲，通常視覺表達的方式是孩子們較為喜愛的溝通管道。在傳統的教育理念上，藝術教育往往被認為是一種職業養成，或是一種選修的課程。藝術教育的目標則傾向於教育或訓練孩子在藝術課程活動中獲得更多的技巧。然而，近十多年來許多的教育家、藝術教育家、以及心理學家，對於孩子的繪畫與認知發展、人格特質、行為、智商等等之間的關係十分感興趣。有些學者熱衷於孩子的心理發展層面，而主張藝術活動能運作為一種診斷工具，以幫助個體釋放其情緒困擾或問題，甚至獲得治療之效果。基本上，藝術治療是強調以藝術活動如音樂、繪畫或戲劇來進行治療。但是藝術教育的重點則是在養成藝術的知識與技巧。因此，對於藝術教育與藝術治療的異同有明確地認知與了解，必能在教育功能上有相輔相成與相得益彰之效。然而，要在藝術教育與藝術治療之間區劃出明確的界線是很困難的。

　　藝術教育和藝術治療不但有益於人格達到完美，而且能夠促進個體發展藝術的表達能力。Lowenfeld（1957）是一位著名的藝術教育家，他強調「運用藝術是一種治療的方法。在藝術教育上的意義，所涉及的既不是由象徵符號來解釋意義，也不是由於依據符號真實性的理論來推論，而達到診斷的效果……在藝術治療中，鼓勵運用藝術僅僅是與其他形式的藝術，在鼓勵的程度上和強度上有所不同，而不是種類的不同」（p.435）。雖然在藝術教育與藝術治療兩領域中，許多專業研究學者都認為這兩種領域在實質上是不一致的，但是兩領域是一體兩面而不能完全分開的。藝術教育和藝術治療在許多觀點上是重疊的，而且藝術的存在畢竟可提供人類心理上的需求（Kramer, 1971; Site, 1964）。很自然地，藝術原本就具有治療的作用。

　　藝術活動是孩子心智發展的一部分，長久以來許多學者藉著繪畫

來探討個體的創造表達、心理發展和認知發展（Silver, 1987）。因為藝
術的活動能夠「提供創造表達的機會，大肌肉和小肌肉精細活動的練
習，以及發展相關於樣式、形狀、顏色和空間關係等語言概念的使用」
（Bailey & Wolery, 1984, p.124）。因此，藝術活動傳統地被認為只是
幼稚教育和小學教育的必修課程活動。藝術的本質富有潛在的心理治療
功效，就以在分裂或不美滿的家庭中成長的孩子為例，這些孩子特別容
易受到傷害，況且孩子因年幼而言語表達能力有限，不一定能夠表達其
內心的憤怒、恐懼、痛苦，因此問題行為和學習困難的現象就相繼出
現了。然而透過藝術的表達，孩子不但可以獲得暫時性緊張的紓解，
與釋放個體過多的精力，更可藉著藝術活動為疏導的管道，個體透過
了昇華作用來解決問題與釋放其內心的衝突（Rubin, 1984）。如此直率
的藝術表達經驗可能顯現其藝術的本質是：「第一、類似一種情緒；
第二、像似一種了解；第三、如表達的一種」（Kaelin, 1966, p.8）。
無庸置疑地，參與藝術活動的確可促使個體拓展，以及增加個體覺知
（awareness）層面的敏銳性。

　　孩子透過藝術活動以發展自治（autonomy）、獨立（independenc-
es），以及對自己負責任。同時在藝術活動的經驗中，孩子學會了如何
選用、製造、表現，與如何評估自己所作的決定，與所創作表現作品的
價值感。孩子在沒有任何危險的情況下，得以自由自在地操作藝術媒
材，從親自體驗中而能駕輕就熟、且培養自信的能力。一旦孩子有了
熟練各種藝術工具和活動過程的經驗，他們不但能對自己的能力增加
自信，同時也學會了如何接納在創作中所表現攻擊的（aggressive）、
退縮的（regressive）自我象徵符號（symbolic self）的表達，以及學
習開展創造性（creative）的自我，因此，參與藝術活動能促使個體
接近一個較深層的自我價值感（a deep feeling of self-worth）（Rubin,

1984）。透過藝術的創作經驗，能夠提升個體對事物的發現、發展，以及肯定自我獨特性的意識。事實上，藝術的經驗往往關係著個體的意識層面（consciousness）（Kubie, 1958），因為個體藉由藝術的活動經驗，而獲得潛意識的滿足和快樂（unconscious gratification and pleasure），而這本能性慾望（instinctual desire）的滿足，是來自於釋放了不愉快、緊張所形成的，因此，釋放的過程必然帶給個體快樂或舒服。無可否認地，透過藝術活動的經驗，能給予個體生理上或心理上的一種調適、平衡和快樂，進而達到治療的（therapeutic）功效（Winner, 1982）。

近年來，Swenson（1969）闡述有關藝術教育（art education）、藝術治療（art therapy）、特殊教育（special education）三者之間的關係。基本而言，藝術教育確實富有治療的意義和價值。孩子們在參與藝術的活動時，應當鼓勵合作的行為表現，而減少競爭性（competition）的行為，或遭受到被同儕隔離（isolation）的感受，以降低個體在生活中的壓力和不適。Kramer（1979）指出當孩子的內心世界產生矛盾時，便茲生了情緒上（emotional）、或是行為上（behavior）的問題。然而這些問題或現象卻不是那麼容易可藉由一般教育方法而能解決的。所以在教育課程上，藝術活動對個體而言，是自我表達（self-expression）最直接、容易的管道。特別是對於一些被標誌為「問題學生」（trouble-maker）的學生，在從事自我表達的過程中，可以協助這些「問題學生」達到治療的意義，而「問題」也隨之減少了。

依據歷史文獻的探討，藝術治療和藝術教育往往是分開探討的；但多年來，一些學者的研究發展，說明兩者之間有著相當多重疊的領域（Ulman, 1971）。雖然藝術教育和藝術治療兩者所涉及的理念和觀點有所不同，但是在執行上，兩者卻是共同使用一樣的藝術材料物品和

方法（Packard & Anderson, 1976）。如此表面上相同之處，確實值得我們對兩領域做更深層面的探究。事實上，藝術教育主要著重之部分是感性或感覺的表達，也是一種感情表達的主要活動（Winner, 1982）。因此在情感教育方面亦顯示了一種主要的傾向，那就是教育一個完整的孩子（the total child），將心理、生理、思考和感覺合而為一完整性的個體（Packard & Anderson, 1976）。此外，藝術教育的目標與藝術治療的目標是非常接近的。客觀而言，藝術治療沒有必要涉及到病態學（pathology）的詮釋或假設，而是情緒溝通的一種形式和治療的方法（Banks, Davis, Howard, & McLaughlin, 1993）。此篇文章將回顧一些文獻以剖析藝術教育和藝術治療兩領域之間的差異性，尤其是在哲學上、理論上，以及在目標的設定、服務的對象與形式等等有明顯地不同。但首先將探討主要影響兩領域的學說學理。

一、哲學理論的影響

長久以來，Lowenfeld的學說學理影響藝術教育甚為深遠，他強調創造活動對於孩子心理成長的意義和價值，因為透過藝術創造活動提供了一個開放性（open）、支持性（supportive）的環境，是有助於孩子身心自然發展的過程（Packard & Anderson, 1976）。根據Lowenfeld的理論，藝術教育著重在使用藝術為一種自我整合（self-integration）和自我表達（self-expression）的方法，而不是以心理分析的方法來詮述藝術的存在。但是，研究藝術治療學者則以Lowenfeld的藝術發展階段為探討個體反常不一樣發展（atypical develoment）的徵狀之思考面，而不是藝術教育者認為Lowenfeld的藝術發展階段，來了解和培養孩子正常的發展（Packard & Anderson, 1976）。藝術治療運用了Lowenfeld

的學理所強調的是個體克服了生理上和精神上的禁止（inhibition）或顧忌，而由於感官活動的經驗帶給個體釋放了情緒上的緊張，使得個體的自我概念（self-concept）有所成長。

此外，Aristotle認為藝術是一種宣洩（catharsis）的看法，也影響了藝術教育和藝術治療。但是藝術教育可能比藝術治療師較少關心感情的表達為藝術過程的一部分（Packard & Anderson, 1976）。Freud學說的精力宣洩（catharsis）和昇華作用的理念（sublimation），不管是在教育上或心理學上都是相當有力的影響，尤其是個體能透過藝術活動以達到宣洩和昇華作用的效果。雖然有些藝術教育者強調藝術上宣洩作用的價值，事實上，他們更關心在藝術上富哲學的審美觀，而並非真正的以佛洛伊德的理念為主，特別是以感性主義者（emotionalism）。

Jung（1972）的心理學理念也明顯影響了藝術治療，尤其在藝術中象徵符號的表達，呈現個體潛意識層面的人格特質，與在藝術上一般的人格特質。藝術教育也運用了Jung（1972）心理學所強調藝術的價值為一種溝通，與關係著個體潛意識的人格特質。榮格心理學的個體化（individuation）概念是「個體是由於在一個未分裂的狀況（undifferentiated state）中開始生活，而個體繼續發展為一個更複雜的（complex）、有差異性的（differential）、平衡性（balanced）與統一（unified）的人格」（Packard & Anderson, 1976, p.23）。也就是個體自覺在意志上能夠發展為獨立自主，而在行為表現上與別人有所不同的心理狀態，此觀點深深影響了藝術教育和藝術治療兩領域。Packard和Anderson（1976）主張藝術治療活動是藉精神面的表達而轉換為心理層面的探討，以幫助個體更健康。相對的，藝術教育是強調透過外在身體的活動而轉換為現實生活的活動，以提供一個健康且新的經驗而促進孩子的發展。

　　完形學派的心理治療學說也影響藝術教育和藝術治療的發展。基本上，培養個體的自我覺察是藝術教育和藝術治療活動中所共同追求的經驗價值。以藝術治療而言，藝術活動經驗是幫助個體在他／她的生活中發現什麼是最重要的，以銜接其內心世界與外在世界。透過藝術治療，個體能夠意識到一如完形心理學派（Gestalt）所主張的完整經驗，以協助個體恢復心理的統整和平衡，與認識自我和了解此時此刻（now）自我的存在，以及如現象心理學（phenomenological psychology）所重視的個體直接且主觀經驗的現象之感覺（phenomenological sense）（Rhyne, 1973）為主。大多數藝術教育理論則強調運用藝術活動的經驗來增強個體的自我覺察，而且幾乎是著重外在的自我覺察；譬如自我是關係著文化和社會，或者是由感官為中介的覺察。然而，藝術治療則強調藝術的經驗在於增強內在的自我覺察（inner self-awareness）與自我成長（Foldman & McEee, 1970）。

二、環境安置的比較

（一）藝術治療方面

　　在藝術治療的環境安置方面，Rubin（1981）明確地界定藝術教育和藝術治療的差異，她指出當一個人在指導或是提供藝術為一種結構性的娛樂（constructive leisure），那麼這種活動基本上並沒有涉及藝術治療的領域。雖然說所安置的環境是精神治療模式（psychiatric form），假如藝術活動的主要目標是在於學習（learning）或者是好玩（fun）的話，也就不是真正的藝術治療模式了。無庸置疑地，病患（a client）與治療師（a therapist）的關係存在即是一種基本的治療模式，而整個

安置模式必須以診斷（diagnostic）和治療（therapeutic）為前提，才是藝術治療的首要目標。治療師所面對的是在情緒上（emotional）、或是在心理上（psychological）、或是在行為上（behavioral）有些許偏差問題的病患。而藝術治療師畢竟需要花較多的時間去了解病患與適當地討論以了解病患的人際互動關係（interpersonal relationship），與個人內在心理關係（intrapersonal relationship）兩者之間的動力關係（Packard & Anderson, 1976）。雖然藝術活動對孩子而言，是一如從事遊戲一般的自發行為，所以，藝術治療師深信使用藝術活動在心理治療（psychotherapy）、心理輔導（counseling）、或是治療（treatment）上是非常有幫助的方法。每一位從事藝術治療的藝術治療師必須面對許多挑戰與接受病患許多的刻板印象（stereotype），或一而再重複的行為表現，藝術治療師的職責是很少去採納或評量病患作品的精細或馬虎與否（Kramer, 1975）。在執行藝術治療的過程中，藝術治療師所扮演的是一位正義的支持者、事實的解說者與生活的引導者。此外，在病患的創作探險中也是一名參與者（partner）與幫忙者（helper），甚至在病患展現個人的創作作品時，是一位忠實的聽眾。無可否認地，藝術治療師扮演著一位藝術家（artist）、治療師（therapist）與老師（teacher）等多種角色（Dufrene, 1988）。

（二）藝術教育方面

接著討論藝術教育的安置環境。對一位從事藝術教育的老師而言，與學生相處和睦快樂的氣氛是相當有價值與期盼的，同時學生之間積極活潑的關係亦是令人期待的，但卻不是絕對必要的（Packard & Anderson, 1976）。藝術教育的老師花較少的時間與心思，甚至於不曾去分析或討論學生從事藝術創作的人際互動與內心運作之間的關係。根

據Eisner（1972）所闡述從事藝術教育的老師是，「就在藝術教育或是其他的領域而言，是一種教育的練習，目的是建立教室裡各種不同的關係，且允許學生的情感和觀點得以表達。同時，老師將使用專業的技巧與成熟的態度來達到教育功能。我們必須有了以上兩種方法……假如師生之間只存在專業技巧學習的現象，那麼教育的過程將是貧瘠乏味的。假如專業技巧抑止了師生之間的溫馨關係，老師指導的過程將是空虛、短暫與沒有樂趣的。老師的專業技巧與深思熟慮的態度兩者必須妥為運用得當。然而如何正確的運用，卻沒有一本書可以正確的答覆」（pp. l81-182）。

學生在進行視覺藝術的創作時，其主要的重心是在於表達（expressive），而不是功利主義者（utilitarian）的觀念，而藝術教育也是美學教育（esthetic education）的一種，也強調藝術史，而批評性（critical）的審美欣賞則是次要重點（Ulman, 1971）。在指導藝術活動時，從事藝術教育的老師需要鼓勵孩子們去探討鑽研他們自己的經驗感受，協助孩子們依據其個人的需求、期許與能力來表達他們自己的經驗。總之，藝術教育所關心的和活動的重心，是製造或創造作品（making art）。藝術教育的老師所扮演的是在孩子們的藝術活動經驗中一位熟練者與設計者，而不像藝術治療師在藝術治療過程中的主要和必要的一份子。

三、在執行過程的比較

藝術教育與藝術治療在進行過程方面也有所不同。每個孩子的藝術活動課程是獨立進行的，除了團體的藝術活動之外，與同儕較少有社交互動的情形。有一些藝術教育的老師在課堂上，也許會鼓勵學生對

於審美方面進行評論的探討。但是藝術治療有個別化（individuation）與團體（group）的藝術活動設計。病患常被鼓勵參與小組團體的藝術創造活動，以增進其社交互動，發展病患對人的信賴和接納，以及與他人溝通的技巧（Packard & Anderson, 1976）。此外，在團體藝術治療活動中，將鼓勵每一位組員分享他們對自己的藝術作品之感受和看法，而沒有任何的評論情形發生。因為身為一名藝術治療師是在幫助病患進行創作，以使個體達到較高的昇華作用，或是增加個體的自尊心（self-esteem）（Rubin, 1984）。藝術治療涵蓋了心理健康和藝術教育的理念，而且運用在藝術經驗的創作過程來探討個體的感覺。而這創造的行為能夠促進治療師和病患之間的治療關係更容易進行（Dufrene, 1994）。

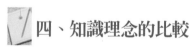

四、知識理念的比較

在知識理念上，藝術教育老師和藝術治療師也是有所不同的。基本上，藝術治療師必須涉獵藝術（art）和治療學（therapy）。當一名成功有效率的藝術治療師絕對需要對藝術和治療學有多方面的訓練涵養：藝術原料和過程的自然性和潛在性，藝術創造的過程中，如藝術語言的使用、象徵符號、表現形式和內容的必然性，自然愉快的治療關係，以及幫助個體（病患）改變自己的技巧基礎（Rubin, 1978）培養。再談論到從事藝術教育的老師，要當一名藝術教育老師必須擁有專業的藝術教育理念、了解在藝術表達上存在著寬廣的個人創作形式，而且有自我創作的經驗，能夠熟練地運用其所知的藝術理念技巧（Jefferson, 1963）。此外，亦要熟悉在視覺藝術的概念（perception）發展順序與各種不同的方法原理（Ulman, 1971）。本質上，藝術治療過程的氣

氛，是鼓勵孩子進行較特殊的作品創作，而給予較多的自由和快樂。由此可知，藝術治療師所要強調的是以協助個體釋放或表達其在人際互動和內心思維過程的動力關係為職責；相對的，藝術教育老師卻強調孩子們在藝術課程中對藝術的欣賞和探討。

五、服務對象和時間的比較

藝術活動列為一般教育學程中的學習課程，而且學生因年齡的不同而要求參與不同階段的藝術課程，同時，藝術教育的對象大多是正常的孩童。在幼稚園至高中階段，藝術教育是必修的課程；高中以後，則列為選修的課程。一般而言，藝術課程大多是一週一次，每一次以35分鐘至50分鐘為限。但是在藝術治療的對象中，可能來自治療單位所推薦的成人病患、或是孩童病患、或是成人自己覺得需要治療、或者是一些專業人士所推薦的，因而病患對象將依各種不同的情況來分類。藝術治療的期間每一次以30分鐘至120分鐘為限；依病患的狀況和需求，一週可能給予一次或兩次以上的治療（Packard & Anderson, 1976），較具有彈性的安排和選擇。

六、師資養成的比較

此外，藝術教育與藝術治療在師資的訓練上有所差異。在美國社會中，要成為一位藝術教育的老師需要有該州的教師資格執照，而且最少是從大學的藝術系或是藝術教育系畢業。成為一名藝術治療師則可以由美國藝術治療協會（American Art Therapy Association, AATA）所核准，甚至也可以由自我聲明（self-proclaimed）具備藝術治療師的能力。藝

術治療師是來自各種不同的大學科系，或是碩士學位而有藝術治療的實習，或是心理學博士（Packard & Anderson, 1976）。

七、目標的追求

　　藝術教育所關心的是較廣泛的人類經驗領域，以及開放個人潛能的可能性（Cohen & Gaines, 1976）、展現個人獨特看法的可能性、充滿創造動機以運用原料材質的可能性、與目標設立等等的覺知。Jeffeerson（1963）指出藝術教育的主要目標是在加深個體所觀看的敏捷性，更重要的是，使得人們在他們的藝術判斷經驗上更具有辨別能力，以至於他們享受更多的樂趣，並且對他們的作品、對自然界的感受與周遭的生活環境有所改進與創新。由此可知，藝術教育的目標是在於達到審美的（esthetic）覺知、視覺的領悟（visual literacy）和培養創作的潛能等為優先考慮因素（Jefferson, 1963）。而個體的互動關係與自我內心思維運作，則列為其次的考慮因素。藝術教育似乎著重在創造的表達、藝術的（artistic）發展、知覺（perceptual）的發展、或是孩子藝術的認知（cognitive）發展（Packard & Anderson, 1976）。依據美國藝術治療協會（American Art Therpy Association, AATA, 1969）所訂定的目標：「幫助兒童或是成人從她／他們的內心世界與外在世界，兩者之間發現更一致性。」明顯的，藝術治療著重在治療中以藝術的經驗，來提供個體自我表現、自我溝通與自我成長的機會。藝術治療是以協助病患在心理上或情緒上成長，以帶給病患具有更健康的心理狀況與情緒的平衡為重要職責。

八、作品創作意義的比較

（一）創作作品在藝術教育的意義

藝術教育和藝術治療在作品表現上所蘊涵的意義是顯著不同的。在藝術教育方面，藝術作品本身就是一件具有美感的物品，所強調的是藝術技巧方法的發展和養成，而不是運用在心理學方面的探討（Packard & Anderson, 1976）。

一般而言，藝術教育所呈現的作品往往是給以成績和陳列展覽的，甚至於藝術作品是在藝術課程中必定的成果表現，因而學生在課堂上往往被鼓勵使用各種不同的材質原料來展現他們的創造力（creation）與想像力（imagination）。而藝術教育老師也欣賞學生具體的創作表現。無可否認地，藝術教育的成功是藉著學生的作品創作展現來達到與父母和學校行政單位溝通的效用。

（二）創作作品在藝術治療的意義

相反的，在藝術治療方面，藝術治療師往往使用藝術作品作為一種心理診斷的工具，而不是重視藝術的本質（Packard & Anderson, 1976）。因為藝術作品對藝術治療師而言是創作者呈現他／她的感情和思考，其間，藝術作品中的象徵符號表現亦往往可視為一種心理的或是情緒的詮釋、或是溝通、或是宣洩的解說（Packard & Anderson, 1976）。Naumburg（1987）指出所謂的藝術治療，是非常鼓勵個體在治療過程中運用藝術材質原料來傳達其象徵符號意義，以處理個體內心存在的幻想（fantasies）、恐懼（fears）、矛盾（conflicts）等等。藝術治療師所評量的是病患的人際互動和內心運作的改變過程，而不是涉及

藝術作品的審美觀。偶爾藉由藝術作品與治療單位進行溝通或鼓勵病患的一種方法。

　　總而言之，唯有明確地了解藝術教育和藝術治療其根本的理念與基礎的原理原則的差異性，才不至於有所偏見，且透過了實驗性的探討探究才能了解其領域（Packard & Anderson, 1976）。藝術教育和藝術治療的差異性是需要考慮，但是沒有必要反對，事實上，兩者具有潛在相輔相成、互惠的存在。藝術教育老師在特殊教育學校與一些心理健康單位能夠扮演課程的輔導者，而幫助藝術治療師設計適當且具有教育和治療意義的藝術活動。除此之外，能夠共同分享研究資源和文獻，而避免兩者重複的努力與成果上的浪費。

　　探討有關藝術教育和藝術治療，首先必須明白教育和治療的目標是不當有矛盾衝突的信念為基礎。一如藝術教育家Lowenfeld（1987）闡述「當一個孩子由於他自己的創作表現而改變為較好的內在心理組合，那就是一種治療的現象。所以，藝術教育和藝術治療是不可分開的，而我認為它們應該在藝術教育上很緊密的結合而運作」（p.36）。事實上，藝術活動提供個體一種沒有權威者（authoritarian）或是犧牲了自發性（spontaneity）或特殊表達的經驗。我們必須超越藝術在認知與情感的目標，而且不能忽視藝術本身的存在，與一些在語言上有表達障礙者也能透過藝術的活動來進行視覺的思考（visual thinking），以取代一向以口語的思考（verbal thinking）形式。Dufrene（1990）再三強調使用藝術是非常強而有力的溝通方法，來誘發個體難以用言語表達其內心不適的感情，與其他內心世界的訊息。總而言之，藝術活動是促進個體釋放其個體心理上或情緒上的困擾與問題的管道，而藝術治療卻運用了藝術活動的經驗為一種治療的方法，兩種學理的終究目標都是以幫助孩子在生理上或是心理上獲得更健康、更快樂的生活為大前提。

[第二章] 家庭動力繪畫的基本理念

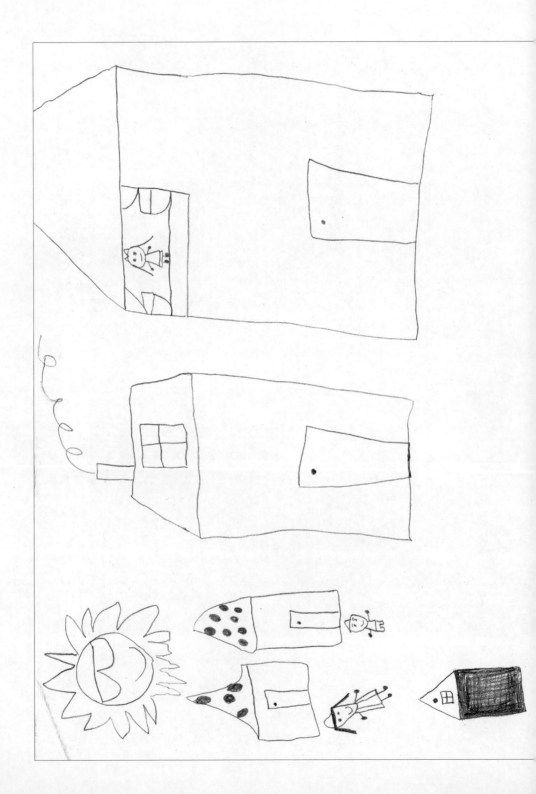

　　幼兒的繪畫不再只是一種簡單的美術作品展現，而是蘊含著許多個體心理表達，從一筆一畫、圖案人物的布局，都富有相當潛在的心理意識表達。二十世紀初以來，一些對於兒童心理發展、兒童心理分析和兒童繪畫感興趣的學者們以及心理學家，開始著手研究兒童繪畫與心理運作之間的關係，因此形成了運用兒童所繪畫的人物畫而進行心理分析和測驗，藉著美術活動來了解兒童如何表達他／她們的思想；以及輔導者是如何運用美術或其他的藝術來了解兒童內在的需要，與幫助兒童獲得一種自我認知、自我接納與自我控制情緒的方法。

　　繪畫對兒童而言是自然的情感表達，一如Read（1958）說明個體要傳達其思想（意見和觀念），語言往往是最好的手段；要傳達情感，繪畫（色彩和線條）是最好的溝通方法。兒童圖畫中的筆觸、線條、結構與色彩，都富有相當的個人意識和意義。然而影響兒童繪畫的因素，除了個體隨著其本身生理與心理的發展而有所變化之外，外在的生活環境也具有重要的影響力。此書著重在兒童繪畫與家庭之間所形成的動力關係，而藉著兒童所繪畫的家庭成員之生活描述，介紹Burns和Kaufman（1970, 1972）兩位學者所研究的家庭動力繪畫（Kinetic-Family-Drawings, K-F-D）之理論。

一、兒童繪畫與心理學相關文獻之研究

　　在談論家庭動力繪畫之前，先討論兒童繪畫與心理學之關係。Bender（1937）與Despert（1938）兩位學者，首先對情緒困擾孩子的繪畫進行心理學上的解說。Anatasi和Foley（1940）相當熱衷探討有關於來自不同文化的兒童自發性之繪畫，與非正常的藝術表達行為而進行文獻測量。早在1947年，Alschuler與Hattwich（1947）即對兒童繪畫探

討有相當的貢獻。Raven（1951）也談論到兒童在繪畫中的想像技巧，與兒童在繪畫中的一聯串想像事件。

過去DiLeo（1973）在闡述兒童繪畫時，特別強調兒童繪畫發展之心理層面、性格偏差與利用繪畫來進行輔助診斷。Koppitz（1968）將研究重點放在有系統的評量五至十二歲兒童的各種人物繪畫。Dennis（1966）亦透過兒童的繪畫來探討兒童在團體中所形成的價值感。Schildkraut（1972）等研究學者也以青少年為對象而進行人物繪畫的探討。

1947年，Shneidman介紹看圖說故事（Make-A-Picture-Story, MAPS）的測驗。此測驗是給被測驗者一套67張分別獨立的人物圖形卡來建構其自己的故事。但是測驗者往往使用22張以上的圖形卡來呈現類似被測驗者個人背景來進行。此測驗技巧結合了世界測驗（The World Test）、主題統覺測驗（Thematic）與心理劇（Psychodrama）等技巧而形成。

Kuthe（1962, 1964）發表三篇有關社會基模（social schema）的文章，其中探討人們對社會刺激基模的組織方法。他的方法是要求被測驗者（100位大學生）在毛氈布板（felt-covered board）上置放一些象徵性的男人、女人、小孩、動物與物品等圖卡。他發現的結果有三：

1.一個明顯的傾向：即是被測驗者將人類（男人、女人、小孩）置放在一起，而沒有任何非人類（動物與物品）的介入。

2.特別的社會基模傾向表現：即是置放小孩圖卡接近女人的情形，比置放在接近男人的情形為多。同時另一種的傾向是將男人與小狗的圖卡置放在一起為多。

3.愈是積極的孩子，愈是將其父母與其兄弟姊妹等圖卡置放得很接近。

　　Kuthe的結論是：當人們放這一套圖卡以構建其意念時，是一種有組織的反應，顯示了一個非常強烈的社會基模形式——即是將人類都放置在一起，而這種人物圖卡聚集一起的現象非常強烈的呈現。

　　Weinstein（1967）使用Kuthe的人物感覺技巧（Felt-Figure Technique），設計一個測驗來進行她所假設的研究。研究對象是來自一般正常家庭而有情緒困擾的兒童，以探知這些情緒困擾的兒童如何組織其社會刺激基模。Weinstein的研究顯示這些情緒困擾的孩子，在實驗中往往有把人物圖卡分開或隔離（separate or isolate）的傾向，尤其是對女人與小孩之圖卡（Burns, 1982）。而無情緒困擾的孩子往往會將人物圖卡聚集在一起，形成一個親密性的群體單位。

二、運用人物繪畫分析爲心理測驗之發展簡介

（一）畫一個人的測驗（Draw-A-Person Test, D-A-P）

　　1926年，Goodenough出版了《運用繪畫來評估智力》（*Measurement of Intelligence by Drawing*），即是請兒童畫出一個人物畫（Drawing-A-Person, D-A-P），而依其所畫出「像人」的人物畫之結構，如所畫出類似頭、手、身體、腳、手指等，給予計算分數，並評估其智力。而不管其所畫的形象精細或拙劣與否，只要所畫的能被視爲表現得像個人，或是人體的一部分就給予分數。如畫出頭部或類似頭形狀的就給一分，畫出腳或是畫出兩條線似腳的模樣，則再給予一分，如被認爲畫出了手胳臂的形狀則再加一分。總之，隨其所表現的精細度與裝飾性，如畫出眼睛、鼻子，以及衣服上的鈕釘與鞋子等，而逐漸累積分數以評估其智力。之後，Harris（1936）修正D-A-P，以及建立了男童與女童不同

的標準。Harris是推廣Goodenough學說理論最為熱衷者，同時他也探討從小孩到成人之人物畫發展，以及智力發展與繪畫成熟度的相關研究。因此，Goodenough的D-A-P很快地被當代學術界所接受，且廣泛地被使用在心理學上成為測驗智力的一種方式。但現代在心理學上幾乎不用Goodenough的D-A-P來測驗智力，因為一個孩子的繪畫發展與智力發展的關係，其中影響因素甚多，尤其是文化刺激更需要考量。

（二）房子—樹—人測驗（House-Tree-Person Test, H-T-P）

Buck（1948）與Hammer（1967, 1969）介紹他們的學說——「房子—樹—人」（House-Tree-Person），研究在繪畫中有關個體發展與投射作用的理念。Hammer（1969）將「房子—樹—人」（H-T-P）的理論應用在診斷個體的投射作用上。其方法是要小孩分別畫出一個房子、一棵樹、一個人等圖形，Hammer藉著孩子們所畫出的人物之呈現，可以探討其人格特質、人際關係、同儕感，以及其態度；而房子則象徵著個人生活環境的感受；樹關係著個體成長的意義。因此，運用的H-T-P的模式是首先以人物畫為心理學的投射工具之一。Jolles（1964）亦詳細地分類說明有關房子、樹、人之象徵意義解說。

（三）畫一個家測驗（Draw-A-Family Test）

在家庭繪畫的文獻中，Hulse（1951）最早提出有關畫一個家庭的研究報告，透過家庭繪畫方面表現衝突的現象。Reznikoff和Reznikoff（1956）、Shearn和Russell（1969）、Hammer（1958）、Koppitz（1968）、DiLeo（1973）等人也使用D-A-F來討論兒童繪畫。

（四）家庭動力繪畫（Kinetic-Family-Drawings, K-F-D）

Burns和Kauwings（1970, 1972）使用家庭動力繪畫（Kinetic-Family-Drawings, K-F-D）的方式來指導孩子，即是要求孩子畫出家中每一份子是活動性的，藉著展現人物之間所產生的動態現象，來了解孩子在家庭的心理互動現象。於是Burns與Kaufman在西雅圖的兒童矯型治療醫學中心（The Children's Orthopedic Hospital and Medical Center）蒐集一萬張有關於兒童家庭動力繪畫（K-F-D）的圖畫，再將其中六十張較具有特殊意義的圖畫進行診斷分析，並在1970年出版了《家庭動力繪畫》（*Kinetic Family Drawings*）一書，書中的主旨在於介紹透過家庭動力的繪畫以了解孩子的心理運作現象。同時從中可以發現繪畫中人物的動作是富有意義，與關係著個體在家庭模式中自我（self）意象。1972年，Burns與Kaufman出版第二本書，其中討論到在K-F-D中有關繪畫的動作（action）、樣式（style）與象徵符號（symbol）的意義。而這些繪畫中所呈現人物的動作、樣式與象徵符號，一如家庭動力繪畫關係著個體與家庭互動的關係。

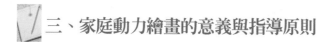

三、家庭動力繪畫的意義與指導原則

（一）家庭動力繪畫（K-F-D）的意義

家庭動力繪畫提供了探知家庭結構之間所形成動力關係的測量工具，包括了個體在家庭模式中發展的狀況。K-F-D的內容可以清楚發現在繪畫中所呈現的個體自我與家庭成員，如祖父母、兄弟姊妹、甚至其他親戚的互動關係。在諮商輔導與治療上有效地運用K-F-D的技巧，對

於個案之家庭動力的認知將有相當的幫助，同時也可以評估在扶養或認養家庭中個案的心理表達。筆者認爲在執行家庭動力繪畫時，可分爲三方面來談論其所蘊涵的意義：

1. 在兒童方面的意義

基本上，繪畫對人類而言是一種本能的表現，然而對幼兒來說更是一種非言語（non-verbal）的遊戲表達形式。因爲個體運用了屬於他／她自己的語言符號——線條、顏色、形狀等來描繪其內心的情感，或是將其視覺經驗以圖畫式語言（a graphic vocabulary）表達在紙張上，藉以抒發其潛伏在心靈深處的情感。兒童透過了繪畫治療的輔導，而在其進行過程中，身心獲得了緩和的空間，無形中達到減少在情緒上、或是在情感上的衝突和困擾，而使得兒童學習能夠有調整或淨化情緒之能力，相對的也提升了自我覺知能力之效果。一如美國藝術治療協會（American Art Therapy Association, AATA, 1969）所訂定的目標：「幫助兒童或成人從他們內心世界與外在世界，兩者之間發現更一致性。」

2. 在家庭方面的意義

K-F-D是非言語性的一項測驗工具，個案在進行此活動時，需要誠實的態度，如此整個所觀察的分析結果，將是較具眞實性的資料。如果個案的父母也分別被要求進行K-F-D活動的話，將可以從兒童與父母的圖畫中，了解在家庭中一些難以用言語表達的家庭成員之間人際互動關係。

K-F-D的活動亦可以幫助父母進一步了解其親子之間的關係，或者改善其親子之間的態度。孩子的問題也許是來自於父母的教養問題，而形成了溝通不良或互動較差的狀況。然而在執行家庭動力繪畫時，個體能夠放心自在的表達自己，無形中問題便會透過繪畫表現出來，且很

自然地被釋放，甚至於獲得解決的效果。因為孩子的繪畫創作表達是一種象徵符號的展現，雖然不容易被給予正確的詮釋態度，但是從兒童的繪畫中，父母能夠逐漸學到孩子用畫說話的一種認知態度。在整個繪畫過程中的討論，將使為人父母者對孩子的內心世界獲得新的認知（Buxbaum, 1949）。父母與孩子如果能夠不定期的共同分享藝術創作的經驗，的確可以促進彼此發展出「一個新的溝通密碼（a new code of communication）」（Ginott, 1965）。

3. 在治療和輔導方面的意義

家庭動力繪畫是一種投射測驗工具。藝術治療家Kramer（1958）對於一些情緒困擾和社會行為失調的兒童們，進行了藝術治療活動。在她從事多年的觀察和治療工作中，認為藉著藝術如繪畫、音樂等來進行心理治療，可協助當事者發洩其潛意識中不愉快的事件。Kramer（1958）認為藝術治療首要的意義是在加強自我意識、培養個體發展其認同（identity）的感覺與成熟度。家庭動力繪畫不僅用在諮商輔導被虐待的兒童問題，而且也運用在其他輔導項目或家庭適應等問題。Schornstein和Derr（1977）使用K-F-D的方法來研究被虐待兒童的報告中，指出了運用K-F-D在臨床診斷中可獲得下列之裨益（Burns, 1982, p.226）：

(1)是評估個案和家庭之間的心理動力學（Psychodynamics）而發展出一個實用性的治療方法。

(2)是個案與執行者之間的承諾。

(3)在積極的以K-F-D的圖畫表達階段中，能夠很快地獲得確實的資料。

(4)是決定有效治療的因素。

(5)能夠幫助個案陳述其經驗與難以言傳的心理感受。

(6)執行者可藉以機警地明白個案之家庭潛在性存在的緊張或壓力的現象。

(7)能指出家庭需要繼續給予督導的需要。

(8)具有相當的信度（reliability）。

　　一些兒童治療師認為兒童的繪畫或其他的藝術表達，是一種象徵性的語言（symbol speech），因此在心理治療和輔導過程中，被視為是一種十分重要的詮釋與領會個案的工具。兒童一如成人一樣，會壓抑內在的衝動或欲望，以及在生活中可能的焦慮與緊張，所以藝術治療者或輔導者，如使用家庭動力繪畫的技巧，無可厚非是刺激、誘發個體在成長中的自我概念，與家庭成員之間的互動關係。個體能夠在自由開放的繪畫活動過程，釋放其內心種種的糾葛或情結，而從自由自在且安全的藝術創作活動中，塑造了一個屬於他／她自己心靈的緩和空間，而在心理上達到精神衛生的功用。個體一次又一次的在繪畫世界中，獲得更多的思考空間，更大的自由度來表達自己。如此，個體的身心也同樣地一次又一次的成長，而更有自信。

（二）家庭動力繪畫（K-F-D）的指導原則

　　家庭動力繪畫是運用投射技巧，以探知個體與家庭成員之間的相互關係（DiLeo, 1983）。K-F-D的設計是一種個別化的評量工具，是以二號鉛筆在 $8\frac{1}{2}$ 吋×11吋的空白紙張中完成繪畫。給予孩童的指導語如下：

　　　　畫出一張家裡所有的人，包括你自己，正在做某些事的圖畫。試著畫出完整的人，而不是畫卡通或筷子人

（stick person）。記得，就是每個人正在做一些事，也就是他們有些活動的表現（Burns & Kaufman, 1972, p.5）。

（附註：棒狀人與蝌蚪人不同，幼兒畫出蝌蚪人是繪畫發展中的自然發展現象。而棒狀人是模仿成人簡易速成的人物畫法。）

如果兒童說「我不會」或是「我不能」的時候，他／她是需要被不斷的鼓勵，之後，執行者離開，讓他／她留在房間或教室內專注地完成K-F-D。允許兒童在繪畫時給予口語或是身體姿勢的表達。

此外需注意的是，在獲得兒童完成家庭動力繪畫後，才問孩童所畫的內容，而且必須以其最先畫出的內容為最重要，藉以明白兒童是否把自己畫在其中。

Burns和Kaufman（1972）兩位心理學家探討一種動力或是活動（Kinetic or movement）的家庭繪畫，此即是家庭動力繪畫。Burns與Kaufman都認為個體畫出家庭成員正在活動，或是做些事情為內容的圖畫中，可以獲知此繪畫內容表現的心理現象。就在心理病理學而言，兒童的家庭繪畫安置中，有太多有效的、動力的內容可試著去了解兒童（Burns & Kaufman, 1970）。Burns與Kaufman亦認為在繪畫中的樣式（style）、動作（action）、關係（relationship）三者是形成所謂動力（dynamic）的要素。運用K-F-D的分析以協助在診斷治療的解說，下列五個基本要素是引導的原則技巧（Elaine & Feder, 1984）：

1. 樣式（Style）
內容是不是以區劃式（分離式，即是將紙張區分為許多格子式的畫法）的形式表現？畫在紙邊嗎？重重地塗畫人物嗎？

2. 象徵符號（Symbols）
是否呈現佛洛依德學派（Freudian）的符號表徵內容有關？

3. 動作或活動（Rction）

個體家中的成員做些什麼事？其家庭成員之間的動作內容可以確認嗎？

4. 身體特徵（Physical chacteristics）

每一個體的手胳臂之伸展特徵如何？舉起來呢？是放在身體的前面、或是後面、或是垂下的呢？身體哪一部分是否被省略呢？擦拭的頻率如何？家庭中哪一位成員被省略了呢？等等繪畫人物的身體特徵現象。

5. H-F-D的格局（K-F-grid）

家庭成員在圖畫中的位置如何？在繪畫中，人物表現的高度如何？與家庭成員彼此之間的距離如何？

Burns與Kaufman的目標是藉著上述的引導原則技巧，來觀察兒童之家庭動力繪畫中所蘊涵的心理層面的意義，且協助診斷者學習如何能夠閱讀兒童的繪畫如閱讀一本書一樣。畢竟兒童透過繪畫測驗來呈現其心理現象，總比使用口語上的表達來得好與容易多了。

四、家庭動力繪畫科學研究之相關文獻

許多的研究報告指出，運用K-F-D於其他不同的文化國家，同樣的顯示其有效性。如Kato、Ikura和Kubo（1976）、Kato和Shimizu（1978），以及Kato（1979）等人亦發表在日本使用K-F-D的研究。Freeman（1971）也以英國的兒童為對象，來進行K-F-D之探討。Souza de Joode（1976）以巴西的兒童來證明K-F-D在臨床診斷上的有效性。Landmark（1975）提及其在挪威運用K-F-D的研究報告。1979年，

Roth與Huber也在德國進行K-F-D的研究探討。無可否認地，Burns與
Kaufman的學說理念普遍地被推廣運用在各個不同的國家裡，可見
K-F-D的理念模式在不同的文化背景是被認同且肯定的，此亦說明了
K-F-D的技巧在臨床診斷上是有效的、有遠見的。

（一）K-F-D信度的文獻探討

Rosenzweig和Porter（1956）在最近這些心理學年度回顧（Anual
Review of Psychology）刊物中指出，所謂投射測驗談到「家庭動力
繪畫已發展了可信賴且客觀性的評分方法」（p.560）。在K-F-D信
度方面的研究，就以K-F-D評估中的變項是明顯且具有很高的信度
（reliability）。如家庭的大小、兄弟姊妹的多少、所畫的人物大小、人
物之間的動作、或人物之間互動的方向與距離之遠近、人物之間所畫出
的障礙物有多少、人物活動的內容層次等等，都是可靠的測驗變項。

O'Brien和Patton（1974）以104位來自不同學校中產階級的家庭
環境之兒童為研究對象。在測驗對象的家庭動力繪畫（K-F-D）中，
擬分析探討兒童的一般自我概念（general self-concept）、社會我和
同儕（social self and peers）、學校和學業上的自我概念（school and
academic self-concept）、個體的攻擊性（aggression）、敵意性隔離
（hostile isolation）。O'Brien與Patton使用電腦分析分數的方法，以評
估在多種不同的家庭動力繪畫表現中，不同年齡和性別可能影響的結
果。兩位研究學者指出，透過電腦設計統計分析許多家庭動力繪畫的
變數，他們的研究結論是，有兩個非常重要的變項，以預測兒童的社
會性自我概念（social self-concept），一個是個體自我人物畫與其父親
的方位；另一個是父親人物畫的方向與在此圖畫中其他家庭成員的關
係。因此，當兒童繪畫其父親人物畫是朝向著個體自己的人物畫，比兒

童繪畫其父親朝向其他家庭成員人物畫的方向，前者狀況意謂著個體有很好的社會性與同伴自我概念（social and peer self concept）（Burns, 1982）。總之，從O'Brien與Patton科學性研究證明K-F-D的可行性，同時在家庭動力繪畫中知曉了個體家庭動力現象，與個體在其家庭模式中的自我成長。

（二）K-F-D的效度文獻探討

然而在K-F-D效度方面的研究，Sims（1974）發表有關家庭動力繪畫與家庭關係指標（the family relations indicator）之關係研究。Levenberg（1975）亦發表有關K-F-D之專業訓練與心理診斷之關係研究。Johnston（1975）證實兒童來自於圓滿的家庭與父母離異的家庭，在K-F-D的表現上有相當不同之現象。Heineman（1975）亦證實一些有嚴重情緒困擾的孩子在有關K-F-D樣式（style）中之區劃式（compartmentalization）表現的效度之研究。同時，McPhee（1975）亦指出K-F-D的形式表現，不是藉以發現幼年時期情緒困擾的行為，而是這些樣式的表現是關係著正常幼兒時期的行為表現。1977年，Schornstein連續發表其運用K-F-D的技巧來識別被虐待兒童的心理呈現。此外，1978年McGreor亦以「家庭動力繪畫為題目：效度的研究（Kinetic Family Drawing Text: A Validity Study）」而完成其博士研究論文。

Burns家庭動力繪畫的理念，是一種相當好的投射心理測驗工具，在統計分數上與量有關的或評估各種K-F-D，在信度和效度上都給以相當證明。上述種種研究文獻證實了K-F-D的理念，的確促使我們可進一步地了解個體在家庭中自我成長（self-growth），以及家庭動力學（dynamics）。

第四章　幼兒繪畫賞析

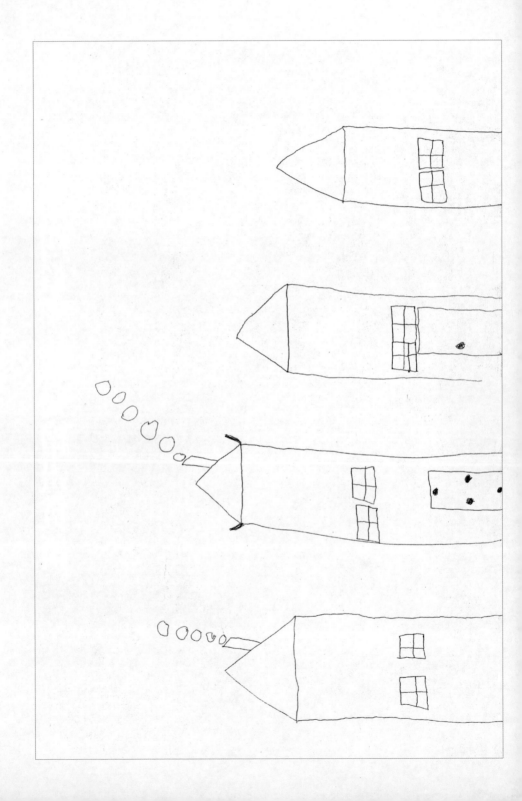

　　此章節提供十個個案繪畫的賞析，是筆者與學生共同執行輔導的結果。其中的個案圖畫賞析是根據個案的資料背景與其間的敘說為主，大部分的賞析結果是根據KFD和一些繪畫中的符號心理意義所得的推論，期許老師和家長對兒童的繪畫多一種「閱讀」的管道，以及聽孩子們藉畫說話。

一、皓皓的嫉妒心

性　　別：男孩

排　　行：老么（有一位大他一歲的哥哥）

就讀學校：台北市私立幼稚園（大班）

行為特徵：

1.活潑好動，注意力不易集中。

2.心思細膩，很在意別人對他的看法。

3.喜歡美勞工作和科學遊戲活動。

4.循規蹈矩且很注重個人衛生。

5.人際關係不錯，會主動幫助別人或安慰別人。

6.在園內喜歡打小報告。

家庭背景：

父親：高中畢　　職業：在家開設雜貨店與替人刻印章

母親：高中畢　　職業：經營雜貨店

　　父母親都是先天性小兒麻痺，所以無法外出工作。父親較少主動參與學校的活動，大部分管教的責任都由母親處理，母親對孩子的教育很重視。也許是因為自己是肢體殘障，所以對孩子的期望較高，給孩子較

好的教育環境，同時也對於學校的活動，往往也是最支持、最合作的家長。皓皓三歲以前是由爺爺奶奶照顧的，目前學校放學後由爸爸或是爺爺接回家。平日在家與哥哥一起玩耍，常常因為玩具而爭吵，因此兄弟之間的爭吵是父母最煩心之事。

（一）輔導目標

1.改善皓皓與哥哥之間的互動關係，培養手足之間良好的情感。

2.減少皓皓引起注意的行為如打小報告，培養其自信心。

（二）輔導方式

1.設計團體活動以增強皓皓正向行為，且建立其自信心。

2.採取一對一的方式以便多了解皓皓問題所在，且協助其對兄長不滿情緒之發洩。

（三）圖畫分析

見圖一至圖六（第47頁至52頁）。

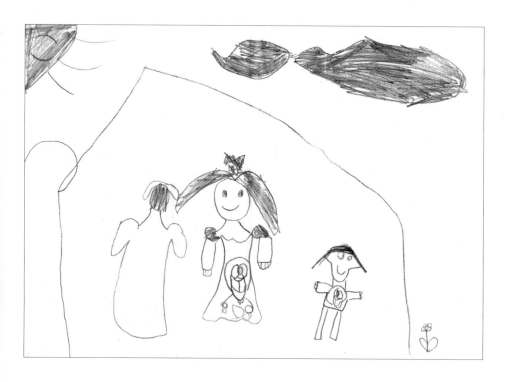

圖一　從畫中很明顯的看見皓皓將自己與媽媽畫得很清楚，然而圖畫左
　　　邊的人物畫是哥哥，就比較草率的呈現；再則哥哥的臉部整個都
　　　被塗黑，是一種醜化式的表現手法。也許媽媽是肢障，所以潛意
　　　識裡有了刻板印象而無法將媽媽的腳畫出來。皓皓解說畫中的內
　　　容：爸爸和爺爺都到雲朵上睡覺，奶奶也到樹上睡覺了。整張畫
　　　可以明顯看出皓皓對母親的愛非常在意，而只要畫出自己跟媽媽
　　　在一起就好了。一般太陽象徵著父親，畫中的太陽遠遠且塗黑，
　　　塗黑的太陽與沮喪憂鬱有關（Burns & Kaufman, 1972），也許意
　　　謂著皓皓與父親的互動關係較差的感覺。

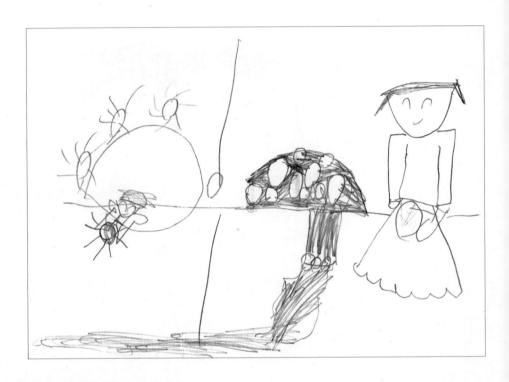

圖二　這張畫是皓皓描述奶奶和哥哥在家裡的情形。奶奶在洗盤子，再以透視畫法將水管畫出。左邊是桌椅和哥哥，交代不清楚的畫法，卻說是哥哥把椅子弄壞了，皓皓記錄了哥哥不乖的行為，這也是一種醜化式畫法。

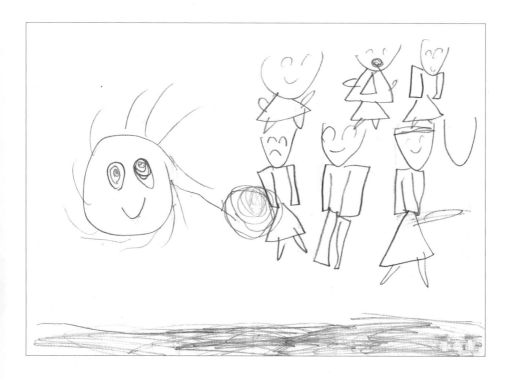

圖三　這是一張較具有動感的家庭動力繪畫，畫中的內容是全家人一起
　　　到國父紀念館放風箏。首先看看畫中人物位置的安排，皓皓（後
　　　排左邊第一位）在母親的後面，此外，媽媽的嘴角是往下生氣的
　　　樣子，原因是皓皓惹媽媽生氣，而媽媽把他的風箏拿走了。從這
　　　一活動的心理層面探討，也許是媽媽求好心切，對孩子的要求較
　　　多，所以造成皓皓藉著描繪放風箏的活動，來暗示其心裡想逃
　　　避媽媽太多的要求和限制，以獲得更多自由。因為風箏有個體
　　　之渴望，從許多被限制的生活環境中逃脫而獲得自由（Burns &
　　　Kaufman, 1972）。另外，哥哥不在圖畫中，也是說明自我中心
　　　的表達。

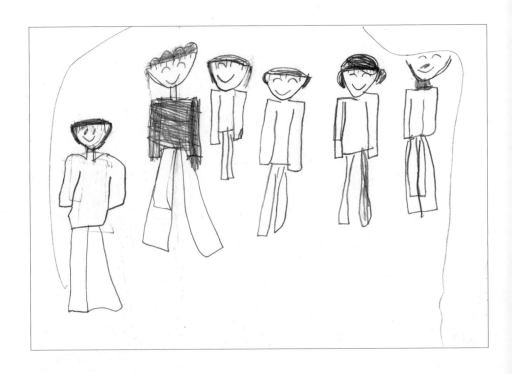

圖四　老師經常讓皓皓抒發其對哥哥的不滿情緒且給予輔導，也常常鼓勵皓皓把學會的遊戲活動再教哥哥玩，於是進行到將近第三個月的時候，皓皓與哥哥之間的關係有所改善，兩個人也比較親近了，同時皓皓的情緒亦穩定許多。從畫中可以感受到家裡一團和氣，大家都是笑咪咪的表情。可喜的是皓皓將哥哥畫得相當不錯，哥哥逐漸在他心中建立了好感，但皓皓對兄長的妒嫉心仍然表現出來，他把自己畫在爸媽（右邊第三位）的旁邊，而把哥哥畫在最左邊。也許奶奶（左二）對皓皓管的較多，所以以塗黑的手法來表現潛意識裡的焦慮。

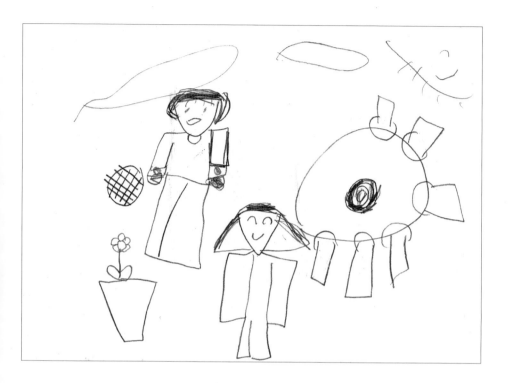

圖五　畫中的內容是餐桌與家人的位置。但此圖畫的重點是皓皓把哥哥
　　　畫得那麼地清楚具體，而且還述說哥哥在拍皮球，不再是告狀式
　　　的記錄，也不再是醜化式的表現手法。

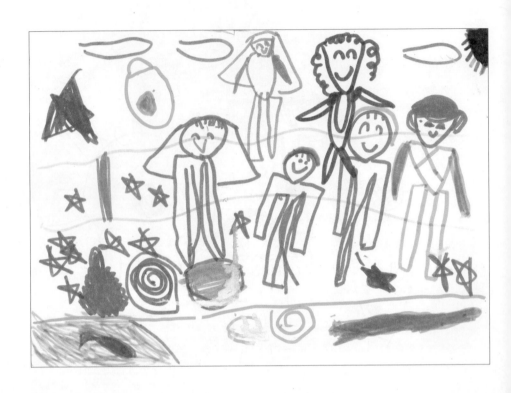

圖六　這張是以彩色筆畫出全家人到海邊撿貝殼的活動，滿滿的畫面充滿著快樂無比的氣氛。同時可以看出皓皓已經認同哥哥了，把哥哥畫得靠近自己（右邊兩位），事實上兩人的關係已日漸改變，無可否認地，這張畫的確可見手足之情。

經過將近三個月的輔導，皓皓的情緒與態度都有明顯的改變。尤其是經常主動談論哥哥的優點，且每日期待哥哥來園接他回去，兄弟之間的感情好多了。哥哥也會主動協助皓皓完成一些遊戲活動，皓皓的情緒也表現得較為穩定，在圖畫上不再以醜化或報仇式的方式出現了。

（四）給父母的建議

適當地處理這對小兄弟的爭執，製造機會讓兄弟有較好的互動行為，以增進兄弟之間的情感。天下父母心，每個父母都期待自己的子女成龍成鳳，學齡前的幼兒教育應該是強調生活教育，切莫給予超過孩子年齡之知識灌輸，與大人自我一味的模式套在幼兒身上，讓幼兒擁有屬於自己真正快樂自在的生活。

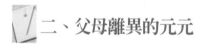

二、父母離異的元元

性　　別：男孩

排　　行：獨子

就讀學校：台北市私立幼稚園（大班）

行為特徵：

1.個性活潑好動，易受外界事物影響而分心。

2.性情不拘小節，愛打抱不平且常跟老師打小報告。

3.膽子大但常常行事不加考慮，喜歡當領導者。

4.較為粗心大意，需要常常加以叮嚀。

5.對老師有禮貌，熱心公益，卻往往愈幫愈忙。

6.喜歡做些引人注意的舉動，如刻意大聲尖叫。

7.語言表達能力佳。

8.喜歡繪畫。

家庭背景：

父親：大學畢　　職業：商

母親：大學畢　　職業：商

　　由於父母現在分居，元元顯得沒有安全感，自我保護的意識也較強，脾氣較為浮躁。平時由母親接送其上下學，周一至周五母親替元元安排參與各種不同的才藝班，偶爾周六父親會接他到南部家玩。元元與母親一起生活，因此對於他在園內的表現如何很在乎，也很注意其在園內的安全問題，大致上而言，其母的教育態度是蠻民主的方式。

（一）輔導目標

　　1.培養良好且有禮貌的態度。

　　2.減少消極且負面的情緒表達。

（二）輔導方式

　　1.以一對一的交談方式，協助元元內心或潛意識的表達與抒發。

　　2.設計一些繪畫遊戲活動，使元元能自在地表達其情緒。

（三）圖片分析

　　見圖一至圖十（第55頁至64頁）。

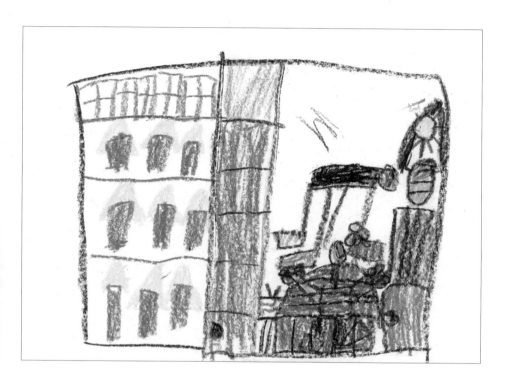

圖一　元元畫出我的家，圖畫中明顯的表示家裡只有媽媽和他，以透視
　　　畫法把自己畫出坐在沙發上，而媽媽在辛勤的擦地板。然而整張
　　　畫的左邊畫了一根一根大又亮的蠟燭，雖然說明是隔壁賣蠟燭的
　　　家，倒不如說是元元渴望有個溫馨暖和的家。對於與火相關的主
　　　題如蠟燭，往往與憤怒和需要愛與溫暖有關（Burns & Kaufman,
　　　1970; Reynolds, 1978），或者個體較傾向激烈的和習慣於破壞
　　　（尤其是當愛的需求未滿足或未解決時）（Burns & Kaufman,
　　　1972）。

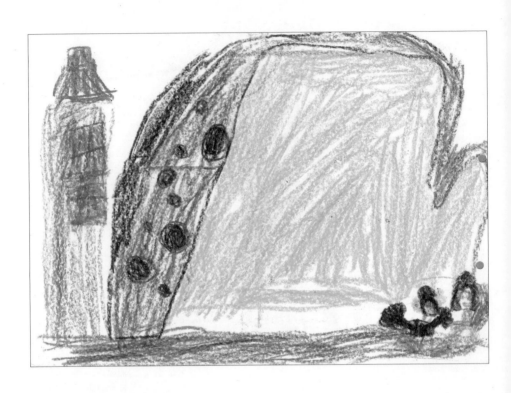

圖二　在進行輔導的過程中，元元也許敏感其家庭狀況與別的小朋友不同，而不願意再畫有關以家為主題的圖畫了，於是鼓勵他畫自己想畫的，所以元元畫了一張爬山的情景，高高的山、長長的路都表現得很搶眼，也許是沒安全感，竟然也畫了不少大顆的落石。整張畫似乎以山為主，而人物的表現則交代不清，也以不具體的表現，尤其是元元在這張畫中對自己的描述相當草率。

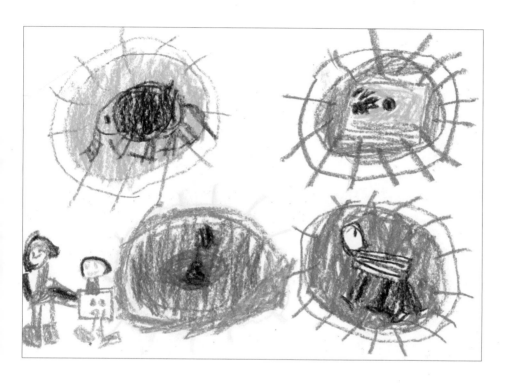

圖三　元元畫出假日期間，媽媽帶他到動物園玩，而將動物在園內以展
　　　開式的畫法表現。這種畫法往往是前圖式期兒童的表現手法。左
　　　下方的角落畫了自己和媽媽在一起，雖然元元明知有父親的存
　　　在，但也明白父母已經分開，所以在圖畫中很少有父親出現。

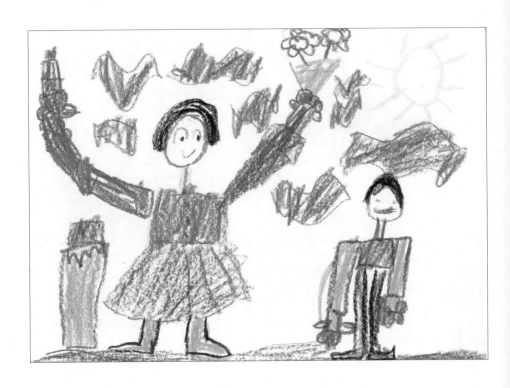

圖四　與元元談論其家裡的一些狀況，他會表示偶爾會跟媽媽頂嘴，且如遊戲般地拍打媽媽，他知道自己錯了。此畫正是元元的一種補償心理作用，他願意送媽媽康乃馨和禮物來表示歉意。圖中媽媽高舉著雙手，是元元強調媽媽收到禮物時高興的樣子。直覺上透過畫來表明內心的歉疚，顯然的，他釋懷許多，也快樂許多了。這張畫說明了孩子可以透過繪畫來完成一些補償作用。

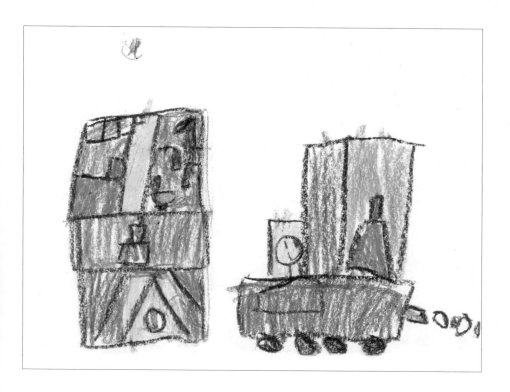

圖五　畫中的內容是元元描述其父開著吉普車接他一起回南部的家度
　　　假，清楚地畫出南部的家與爸爸的車子，卻沒把自己畫出來。事
　　　實上，孩子明白父親不可能常跟他在一起，乾脆就只畫了一個爸
　　　爸的圖畫，來交代他有父親這麼一回事。依繪畫心理分析，幼兒
　　　畫出父親開車，意味著其父經常出外工作或已離開家庭的徵兆。

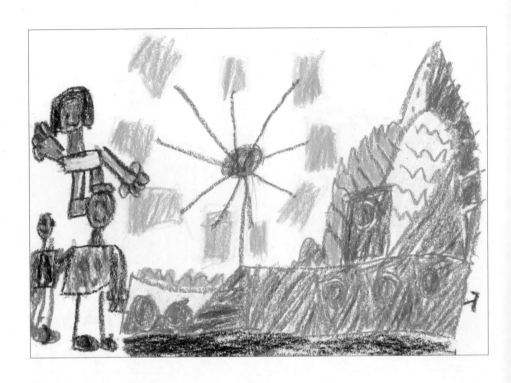

圖六　也許元元在意父母親的婚姻狀況，所以在畫中很少畫出爸爸、媽媽和自己在一起的景象。數次與元元溝通並給予鼓勵和輔導，終於表現了好難得的一張全家福共遊遊樂場所的圖畫，畫中元元與父親很靠近，似乎較積極地接納與認同父親的角色。這也是一張心理補償作用的畫，孩子可從中得到期待的慰藉。

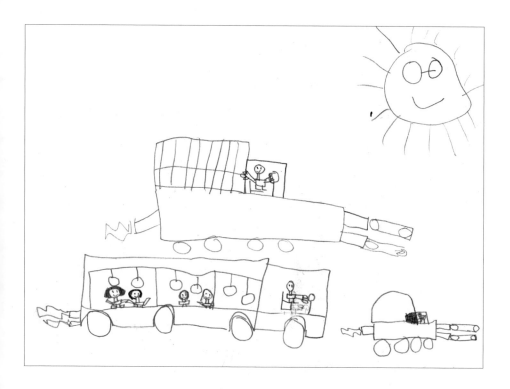

圖七　元元以透明式畫法來描述與媽媽一起搭公共汽車，同時也畫了爸
　　　爸駕駛著一部吉普車，一家人同時出現在紙張上，但是兩個不同
　　　的空間，最起碼可以感受到元元已經慢慢地將父親放在他的繪
　　　畫世界了。一般幼兒畫了太陽是象徵父親，元元將太陽畫在右
　　　上角，與自己離得滿遠的，似乎又意謂著元元與父親之間的距離
　　　感。

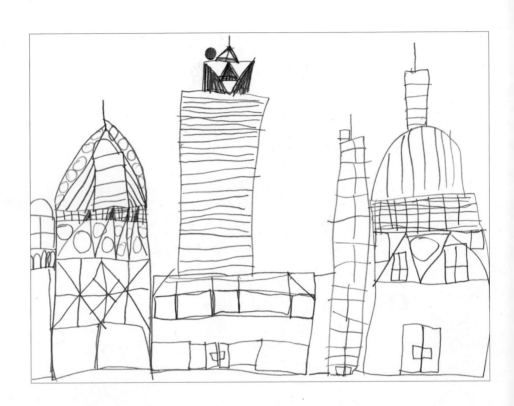

圖八　從這張畫可以看出元元的繪畫認知概念與空間感不錯，他以自信
　　　的筆觸畫出新光三越大樓和附近的大樓，整個內容架構，以很熟
　　　悉且輕而易舉的手法展現對房舍建築物結構的認知及興趣！

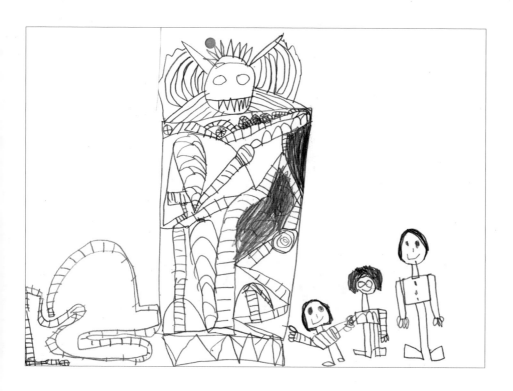

圖九　又是一張表現不錯的全家福，一家人到六福村遊玩的畫，以人物的位置安排，雖然人物的頭部都以蠻用力且塗黑的筆觸表現，往往象徵較為緊張特質的個體（Buck, 1948; Hammer, 1958; Jolles, 1900; Machover, 1949）。在圖畫中，元元內心對父母相處感到焦慮和壓力的存在，但可以說元元與母親的關係絕對比他與父親的關係來得親密。瞧他拉著媽媽的手，指著六福村動物園。雖然遊樂場所尚未開放，但是元元對於以印地安人圖騰為招牌備感興趣，而將它畫得特別的大、特別的顯著。這也許也是對此遊玩的另一種期待的心情，希望能夠再來看印地安人的看板呀！

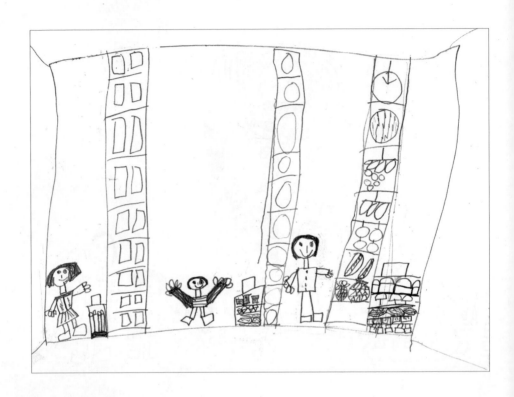

圖十　元元似乎慢慢地喜歡把爸爸放在他的畫中，在畫中與他共同生活
　　　的情景，畫中內容是與爸爸媽媽一起去超市買食物。元元畫出食
　　　物分門別類地擺設，爸媽與自己分開在各個不同食品區購買。從
　　　此畫裡的規律存放物品看來，元元對於物體分類和保留概念的發
　　　展表現很不錯。但是很明顯的把人物區分地畫在完全不同的空
　　　間，彼此毫無相關，則是一種區畫式的畫法，暗示個體內心的一
　　　種孤離感（Burns, 1972），這也許是來自於父母的關懷度不夠，
　　　也許是一種自我防衛心理。再看元元使用的筆觸十分俐落，但是
　　　在人物的表現上，依然是以塗黑的方法強調頭部，顯示元元內心
　　　頗焦慮，承受一些壓力而緊張憂慮。

在輔導的過程中，老師在平常的相處中早已與元元建立不錯的師生關係，因此，老師對其言行舉止大多能掌握，彼此之間也有很好的溝通關係，故在整個輔導過程中並沒有太大的阻礙。此外，老師以慈愛之心來接納元元行為的缺失，再給予溝通和輔導。此輔導的重點是引導元元把對家的不滿和不愉快之情緒宣洩在紙張上，藉以多了解其內心的運作，同時給予正增強，如鼓勵、讚美與獎品等，以協助他畫出自己的感受，使得其內心世界逐漸地充滿快樂、美滿。

事實上在將近三個月的輔導過程中，可發現元元的最後幾張畫，直覺上家庭氣氛溫馨多了，同時對於爸爸媽媽也較能接納和認同了。但是這並不是一勞永逸的輔導效果，最需要的還是老師和家人共同以穩定持續的關懷，且在元元的生活中不斷地給予適時的輔導和協助，以達到潛移默化之效果。

（四）給父母的建議

年幼的孩子無法明瞭父母仳離的原因，孩子沒有義務在大人的仇恨、怨忿中生活，大人也不該教孩子去仇恨對方。父母親的不和，對孩子的人格成長影響很大，因此孩子與父母其中之一在一起生活，重要的是雙方應如何給孩子該有的快樂和幸福，以及如何教育孩子感恩父或母的生育之恩。

三、占有慾強的梅梅

性　　別：女孩

排　　行：老大（有一個兩歲的妹妹和七個月大的弟弟）

就讀學校：台北市公立幼稚園（大班）

行為特徵：

1.很以自我為中心，常常以領導者的姿態與小朋友相處。

2.只要她想要的東西，一定要求母親買給她。

3.情緒起伏很大，喜怒較無常。

家庭背景：

父：大學畢　　職業：公司負責人

母：專科畢　　職業：家庭主婦

　　梅梅的父母婚姻幸福美滿，家庭經濟狀況算是富裕。此外，母親一直都在家中照顧弟弟，妹妹則送到外婆家，由外婆照顧，假日再前往外婆家探望妹妹。由於家裡添了弟弟妹妹，分散了父母或其他親戚對她的關愛，嫉妒心因而產生。尤其是對弟弟存著較強烈的不滿，同時轉為不斷的向父母要求買這買那。不管父母給予她多少物質上的付出，她都覺得不滿足和不快樂，而形成性格上為所欲為、情緒上起伏不定的現象。也許平日無法獨享父母的愛，以致心理上充滿著相當多的衝突和沒有安全感，所以經常出現反抗的心理或行為表現。

（一）輔導目標

1.減少其自我中心的態度，以培養友愛以及與朋友和樂相處的習性。

2.增強其學習感恩父母的態度。

3.培養其學習如何選擇所要的物品，減少一味的貪婪心。

（二）輔導方法

1.採取團體輔導方式，如藉由戲劇表演的角色扮演方式，且由同儕力量來導正其態度行為。

2.經常與其父母共同討論，要求其父母配合執行措施。

（三）圖畫分析

見圖一至圖六（第68頁至73頁）。

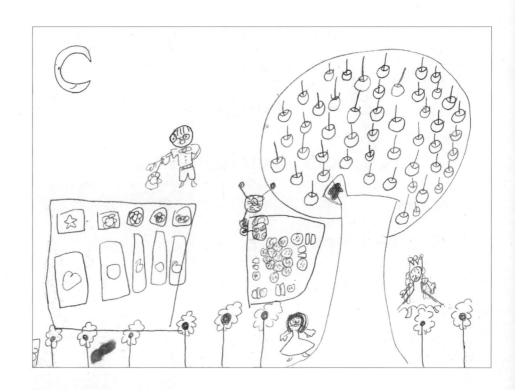

圖一　圖畫中有一棵好大的蘋果樹與一株株美麗的花。再看右側，她畫
　　　了「爸爸買給我的王冠」，一份期待爸爸視她如公主般的疼愛。
　　　這些現象顯示梅梅渴望著有更多更多的愛，對大人的愛似乎多了
　　　一種依賴感。有好多的蘋果在樹上，可能在性心理發展階段的口
　　　腔期發展未獲得滿足的關係，因為梅梅出生至三歲期間都由外婆
　　　照顧之故。左上角一輪彎月，根據K-F-D繪畫心理分析，暗示著
　　　梅梅沮喪的情緒（Burns, 1972）。也許是因為家中又添了一位弟
　　　弟，原先父母的愛竟然由一而分為三了，同時母親幾乎把所有的
　　　時間都花在照顧弟弟上，而忽略她的存在。從圖畫中只畫自己與
　　　爸媽，而沒有把弟妹畫在裡頭，顯示著她對弟妹的妒嫉與占有欲
　　　的投射作用。

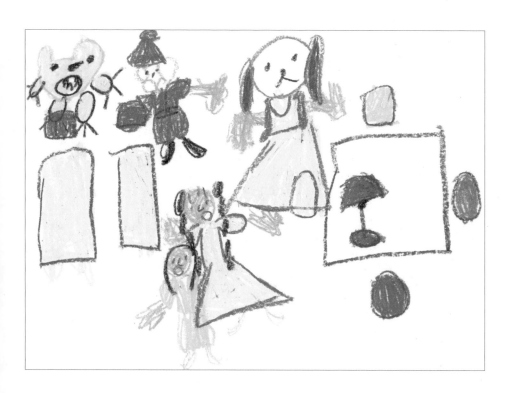

圖二　在去年聖誕節時，梅梅一直渴望聖誕老公公送她一個娃娃當作禮物。也許梅梅對這個心願一直耿耿於懷，於是畫了三個玩偶，藉著繪畫的投射作用以獲得一份滿足感。畫中兩張黃色的大床，一張是爸媽和弟弟一起睡的，另一張是她和妹妹一塊睡的。瞧！圖畫中間偏左下方的兩個人物，是她和妹妹畫在一起，顯示她對妹妹的妒嫉心和競爭心沒那麼強烈。事實上，梅梅在畫這張畫的時候，說她好希望也能像弟弟一樣有媽媽陪睡，她渴望能從媽媽那裡獲得一份專屬她獨享的愛。

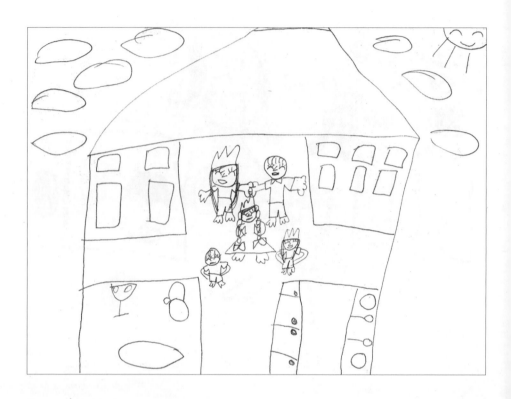

圖三　梅梅以透明式的方法畫出全家人。透明式的畫法是一般幼兒在繪
　　　畫發展的前圖式期的表現手法之一，可察覺到在屋內的人物畫方
　　　面，分為三個空間感，最前面一排是弟弟與妹妹，中間是梅梅獨
　　　自一人，最後一排是父母，似乎暗示著梅梅心裡想要獨自擁有父
　　　母的關愛，而將弟妹隔離，藉著一段距離來投射其內心強烈的妒
　　　嫉心，且藉以宣洩蟄伏在心中的焦慮感。房子外朵朵的雲和笑咪
　　　咪的太陽，整個圖畫看起來不失溫馨。

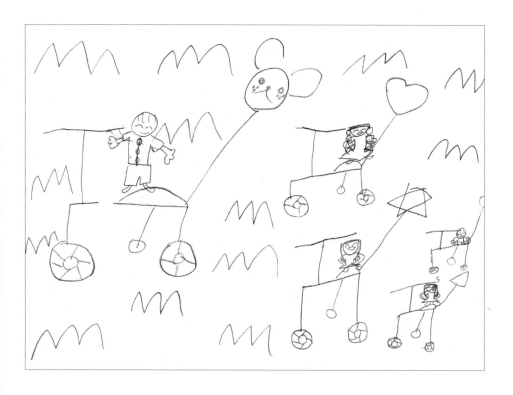

圖四　這也是家庭動力繪畫的表現法，梅梅畫出全家人到戶外去騎車，
　　　同樣地再以鳥瞰的方式來分析。梅梅仍然劃分了三個空間感，首
　　　先，她把父親畫得特別顯眼、特別大。顯然，她對父親的態度是
　　　又敬又愛，可能是父親工作忙碌或管教較嚴，而與孩子的互動較
　　　少，不似母親那般「搶手」，所以將父親獨自畫在最前面。然而
　　　梅梅相當在意母親與她的關係，從她把自己與母親畫為並列騎
　　　車，就可知道其情緒的表達。弟妹比較年幼，因此在日常生活中
　　　一定比她得到較多父母的關愛和照顧，這種不滿的感受，促使了
　　　梅梅把弟妹畫在最右下角。整張畫很明顯的說明她對弟弟和妹妹
　　　之間的競爭心情掙扎的表達。

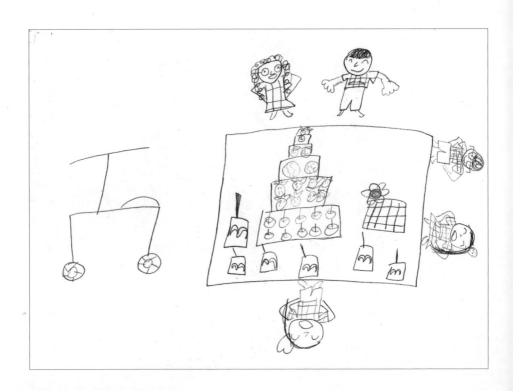

圖五　畫中的內容是梅梅與姨丈、姨媽、爸媽、弟弟一同為小表妹慶
　　　生。桌上擺著一個好大的水果蛋糕和六杯可樂，因而推論應該有
　　　六個人在畫面上，但梅梅卻說弟弟太小太難畫，妹妹在外婆家，
　　　所以無法參加。事實上，這是說明她的潛意識裡一直期望獲得更
　　　多父母寵愛的防衛作用。左邊好大一部腳踏車，是她夢寐已求的
　　　生日禮物，藉由小表妹的生日，也道出期待在自己生日時欲獲得
　　　的禮物之一種投射心情的表達。

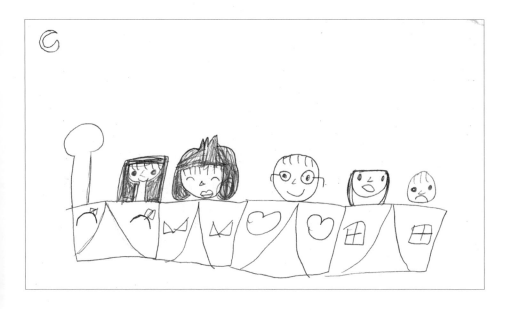

圖六　圖畫中的火車載著一家人外出旅遊，火車裡乘坐的人物，以母親
　　　為第一個，梅梅自己則擺在父母之間，弟妹都擺在較後面。此現
　　　象不外乎再度說明其在意父母對她的愛與關照，藉由畫畫的表達
　　　來控制父母這份愛的感覺。梅梅從紙張上的描述，可自由地「擺
　　　佈」弟妹與父母之間的關係，以獲得不悅、不滿情緒宣洩的快
　　　樂。然而，在左上角畫出月亮，在繪畫心理分析而言，月亮是意
　　　喻著個體心情的不安與沮喪。

基本上梅梅的許多圖畫中，常常出現蘋果、花朵、雲朵、月亮和燈，這些在繪畫心理分析中都顯示著個體焦慮不安、沮喪的投射作用（Burns, 1972）。事實上，梅梅對於家中再添弟妹的心理適應能力很差。從六張較富有意義的圖畫，可以很明顯地了解梅梅心理上對於弟妹的排斥心態，一種對「爭奪」父母寵愛和照顧的心理衝突，淋漓盡致地表現在紙張上，不管在圖畫的意義，或是畫面中的空間結構，梅梅都表白了一種十分以自我為中心的占有慾。相對的也造成她在家裡和學校，無形中表現出一副蠻橫不講理與缺少利他的社會行為。

（四）給父母的建議

避免讓梅梅有失寵的感受，製造一些機會讓她享受當姊姊的權利和義務，同時不要認為她是老大就一定要懂事，要禮讓弟妹。她畢竟還是孩子，依然需要父母陪陪她。切莫再對於梅梅一而再的物質（玩具、漂亮衣物等）需求，而毫無限制的滿足她。事實上，物質上的要求只不過是一種很原始的「餌」，她需要的可能是多一點點的時間聽她說說話、讓她撒個嬌罷了！一旦父母慣用以物質來滿足孩子的需要，可能會形成未來人格上的囤積性格（hoarding character）的現象，也就是將安全感建立在所擁有的物質上。當然，父母只要有心在一些情況下很明顯的表明對孩子的愛和關心，與孩子一起分享心情，我想當老大的孩子不致有那麼強烈被打入「冷宮」的感受。

四、依賴心重的偉偉

性　　別：男孩

排　　行：老大（有一弟弟）

就讀學校：台北市中正區公立幼稚園（大班）

行為特徵：

1.依賴心重

2.缺乏自信

3.偏食

4.較害羞、退縮

5.不敢主動與人交談

家庭背景：

父：大專畢　　職業：工程師

母：大專畢　　職業：商

從小即由奶媽看護，奶媽年紀頗大約六十多歲，寵溺過度，養成較嚴重的偏食及看電視時間太久的習慣。母親較關注孩子的教育問題，但不得要領；父親則較被動，但容易溝通。對於園內所舉辦的各項親子活動，只要是在週末時間，父母一定前來，並會在活動後與老師溝通，以了解孩子在園內表現以及在家輔導方式。平時假日都會帶孩子去踏青或拜訪親戚。

（一）輔導目標

1.增進獨立自主能力。

2.培養正面情緒發展，以及人際溝通技巧。

（二）輔導方式

1. 團體方式

(1)以遊戲活動進行，分享情緒問題，經由討論過程提供處理及發洩方式。

(2)提供團體活動參與機會，例如：遊戲、小幫手、故事接龍等。

2. 個別方式

(1)與偉偉談心。

(2)訪談家長，以便進一步了解偉偉在家的狀況。

（三）圖片分析

見圖一至圖九（第77頁至85頁）。

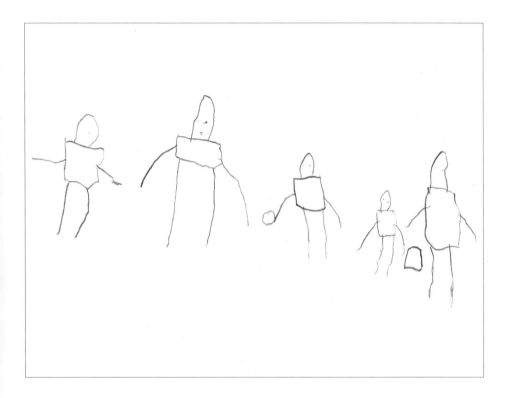

圖一　　剛開始畫的時候，偉偉停頓很久，無法下筆而說：「不知道怎麼畫。」鼓勵他只要將自己知道的或清楚的畫出來就可以了，同時也告訴偉偉可以畫自己最喜歡的人。於是一會兒後終於畫出了許多人物，先畫媽媽、自己、弟弟、爸爸、表姊，人物中只有媽媽有畫嘴巴但不甚清楚，其他全都沒畫上嘴巴與脖子，線條扭曲，顯現出缺乏自信、退縮、沉默、適應能力較差的情況。以他目前所表現的繪畫，似乎在繪畫發展上較一般同齡的小孩弱一些。

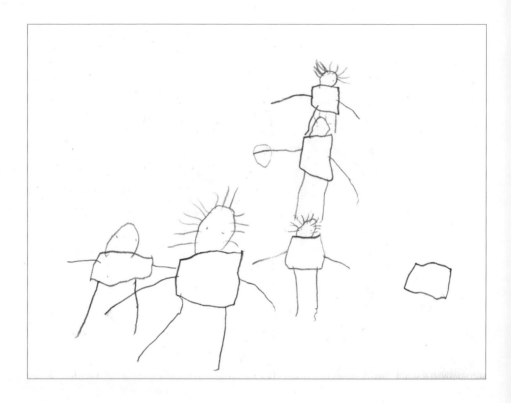

圖二　這也是家庭動力繪畫的表現，偉偉的人物畫是屬於蝌蚪人的畫
　　　法，是在繪畫發展中的塗鴉期後階段（Lowenfeld, & Brittain,
　　　1969）。也許偉偉在繪畫的刺激較少，對人物圖像的認知發現
　　　較弱些。這一張人物畫僅有弟弟沒畫出頭髮，家裡其他人都有放
　　　射狀的頭髮，然而人物的排列方式稍有改變，偉偉仍然把自己畫
　　　在中央位置，而且人物仍然如第一張一樣，都省略了嘴及脖子部
　　　分，同時畫畫時的速度較前一張快些。前後兩張畫的內容都是全
　　　家人在看電視，似乎也說明家人平時的活動就是聚在一起看電
　　　視。偉偉也說平時父母很少陪他，大都是自己一個人玩。

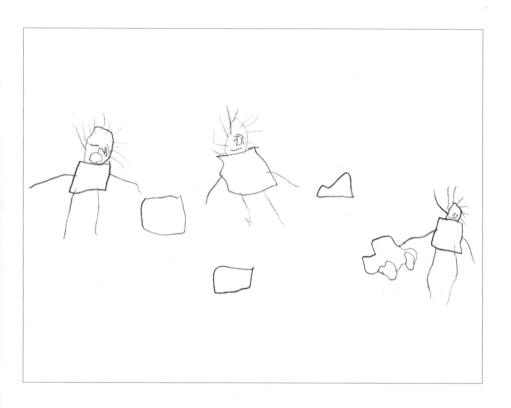

圖三　這張畫最大的不同是人物都有嘴巴，畫中的內容中畫了其他物
　　　品，如沙發、玩具車、電視等。偉偉也試著將人物的臉部努力地
　　　完整呈現，從畫面人物的表情來看，爺爺的表情較為快樂自在。
　　　這張畫是偉偉去度假回來的作品，所以落筆很快。

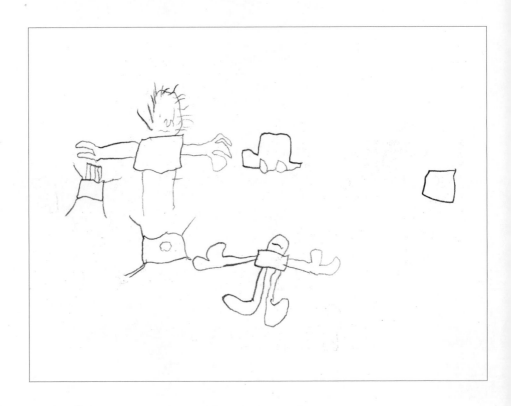

圖四　由於偉偉長時間都在奶奶家裡，所以畫出在家裡玩機器戰警的情
　　　景。畫中的自己（在圖畫中的上方），表現得進步很多，慢慢的
　　　描繪出眼、鼻、口，手的部分也具象多了，可以感受到偉偉對自
　　　我的概念逐漸進步了。

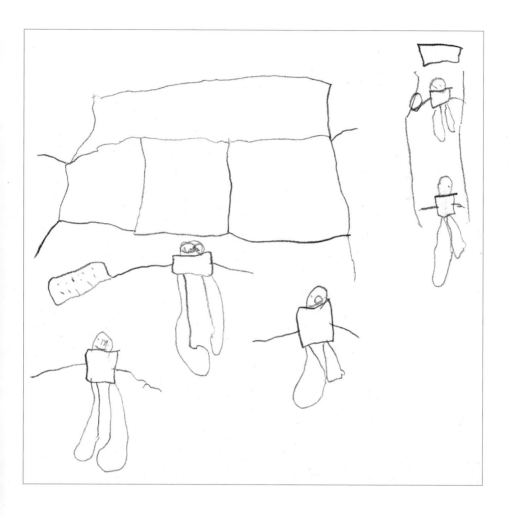

圖五　人物結構大致如前面幾張，但是無可否認地，偉偉已經開始注意
　　　到臉部的表情，如父親和姊姊的臉部都加上了細微的表情（在圖
　　　畫中間的人物畫），但是家人之間缺乏一種互動的關係。然而偉
　　　偉在口述時有豐富的詞句表達，而且非常清楚與健談。從偉偉使
　　　用線條和畫的內容較能大膽畫出，可以感受到偉偉對自我的表現
　　　已略具信心了。

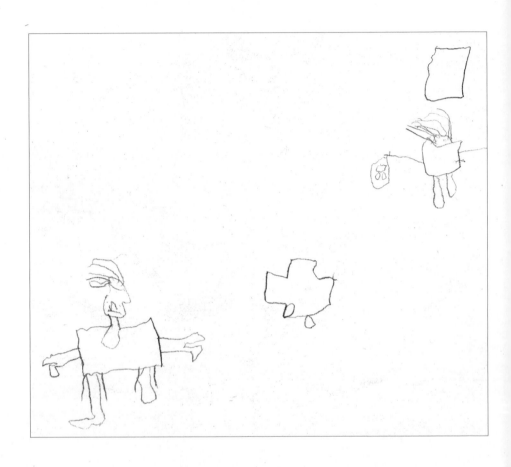

圖六　這是偉偉描述每日爸爸媽媽趕著送他上學，又趕著上班的情形，人物的繪畫有嘗試更具象和改變，手足的表現不再是以單一線條畫出，爸爸的脖子也畫出來了，內容也較動感，只是還沒有辦法把人的頭部具體表現出來，但整體上進步很多了。

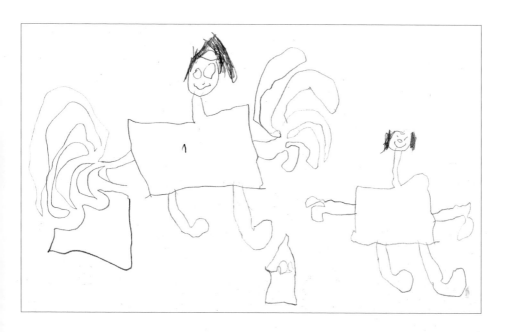

圖七　在畫這張畫的兩個星期前，曾經與偉偉的父母溝通過數次。其父母來參與園內舉辦的「母親節古早味園遊會」，偉偉的班上要賣彈珠汽水，瞧瞧畫的內容，可知偉偉慢慢地能夠將其認知的事物呈現在紙張上，除了內容活潑許多外，更重要的是人物頭部的表現更進步了，眼、鼻、口以及頭髮都表現得十分自信了。此外，畫中只有偉偉和媽媽，顯示著其與母親的關係較親密；再則媽媽的頭髮部分以塗黑的方式表現，意味著偉偉對媽媽的關愛有所依賴且焦慮。

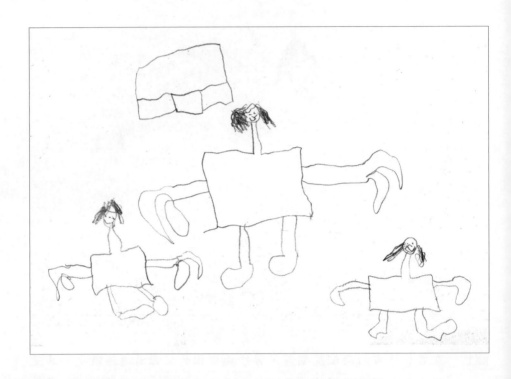

圖八　因為前一張的人物畫太大，所以要求再給一張紙，以便畫其他
　　　人。畫中的內容是爸爸、弟弟和表姐畫在一起，內容活潑之外，
　　　繪畫技巧也在進步當中。但與圖七做比較，也可以明白偉偉對弟
　　　弟的妒嫉心，藉著兩張紙來畫出全家人，尤其是自己跟媽媽在同
　　　一張紙、爸爸和弟弟在同一張紙，明顯的防衛心理表現，藉著空
　　　間的隔離感來滿足獨占母愛的移情作用。

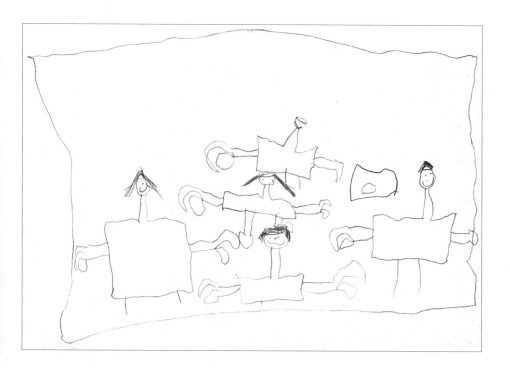

圖九　與先前所畫有相同的內容，但從這張畫中，人物畫臉部的表現與
　　　身體結構已有相當的進步，原因是偉偉比較能主動表達自己的意
　　　見，較自信多了。在班上的人際關係也有所改變，有了兩個固定
　　　的玩伴，同時也漸漸能夠獨自完成簡單的工作。畫中的內容充滿
　　　歡樂之外，意味著親子互動改進不少。另外，偉偉仍然很自我為
　　　中心地將自己畫在父母之間（中間人物畫的最前面一個），而把
　　　姊姊和弟弟畫在遠遠的一邊，明顯的期望自己是家中唯一被鍾愛
　　　者，似乎是一種爭寵的投射心理表現。

偉偉經過了輔導之後，在飲食方面較無偏食情形，能嘗試食用各種蔬果；在餐後也會主動地爭取當清潔小幫手，在家裡亦能自動地收拾房間。在團體活動中會主動的表現自己，也能夠與同伴共同完成一些美術活動，如合作畫、陶塑等。偉偉的父母也十分配合執行措施，父親較能在平日下班後抽空陪孩子或唸故事給孩子聽；假日全家也會到戶外去踏青。偉偉遇到挫折時較少以哭泣來解決問題，平時會主動協助同年齡的孩子，喜歡與老師和小朋友一起分享假日生活報告。

（四）給父母的建議

提供一些機會幫助孩子學習如何自理生活的習慣與態度。現代忙碌的父母，往往為了爭取時效而替孩子做了許多事，如此剝削了孩子如何面對問題、解決問題的機會，而形成了其事事依賴父母或成人的個性，當然也缺乏建立自信心的機會。

五、東東的世界

性　　別：男孩

排　　行：老大（有一個弟弟）

就讀學校：台北市私立幼稚園（大班）

行為特徵：

1.偏愛繪畫，念小班時就表現出繪畫方面的特殊天份。

2.觀察力敏銳，在繪畫中比同儕更早出現三度空間的畫法，尤其是有關機器方面。

3.十分地自我中心，常常沉溺在自己的思緒而不能自制，經常不自覺地放聲大笑。

4.往往自得其樂，而不在乎有沒有朋友相處。但其人際關係不錯。

5.無法在椅子上久坐，課堂中喜歡跪、爬、趴，就是坐不住，且經常漫不經心而打翻點心。

家庭背景：

父親：大學畢　　職業：東元電機業務

母親：大學畢　　職業：長庚醫院事務

東東的父母親感情融洽，很少發生口角。平時都由媽媽來園接回，偶爾爸爸提早下班，就到園接東東，然後再去接媽媽一起回家。弟弟自幼由奶奶照顧，直到念小班才和父母住在一起。偶爾弟弟還是住在奶奶家，所以假日期間除了到戶外活動之外，就是到奶奶家去接弟弟回家，因此東東的家庭生活簡單且和諧。父母在管教孩子的態度上是較開放，十分能夠接納孩子的情緒，對孩子的要求也不多，很注重生活常規。父母工作忙碌，但是只要有空它就會陪伴孩子。母親與東東相處的時間較多，也較重視他的生活細節，事實上，東東比較喜歡和父親多接觸。

（一）輔導目標

1.增加東東自我情緒的控制能力。

2.減少東東過度地沉溺在自我思考，而增加與他人互動的機會。

（二）輔導方式

1.在團體中儘量製造一些機會讓東東與別的小朋友互動，如當小老師而去教其他小朋友，以分散其過度自我沉思的機會。

2.個別地與他多聊天，以協助其說出情緒上的不適與需要，以及能夠抒發其內在心理與情感。

（三）圖畫分析

見圖一至圖十四（第88頁至99頁）。

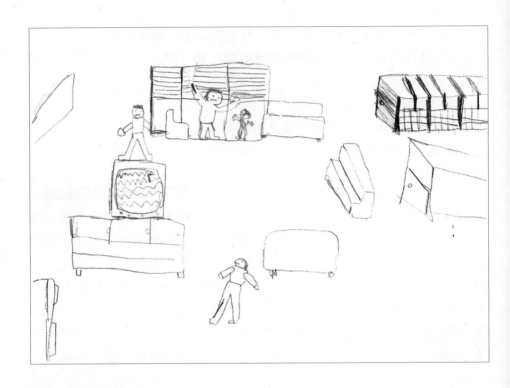

圖一　就整張畫的人物安排而言，顯而易見的是，東東喜歡與父親在一
　　　起，並注意父親的一舉一動。如畫中東東所言，他希望父親不要
　　　抽菸，於是對自己的描繪算是草率地交代，而父親抽菸的樣子卻
　　　頗為生動，也畫得清清楚楚。他把自己以塗黑的畫法表現（後面
　　　人物畫中最小的一個），似乎說明了其內心對父親抽菸之事而感
　　　到焦慮不適感。畫中的空間感處理得很不錯，右邊的桌椅以三度
　　　空間手法表現，的確比一般幼兒表現優秀。

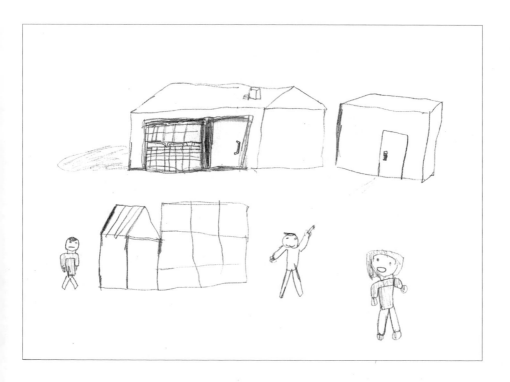

圖二　　雖然東東與母親較常在一起，但是從畫中看不出彼此之間有任何
　　　　互動行為。母親對東東的生活細節較留意，無形中可能造成其內
　　　　心的拘束感，所以將媽媽畫得離自己遠些，透過畫圖以暫時獲得
　　　　自由的心理作用，而且又以塗鴉的線條來描繪母親，暗示著其內
　　　　心的焦慮。東東很在意父親抽菸，又再度把父親抽菸之事畫出，
　　　　而東東因害怕爸爸抽菸而躲在最左邊。畫面裡沒有弟弟的出現，
　　　　是因為弟弟在奶奶家之故。圖一、圖二都在強調他對父親抽菸的
　　　　習慣之嫌惡。

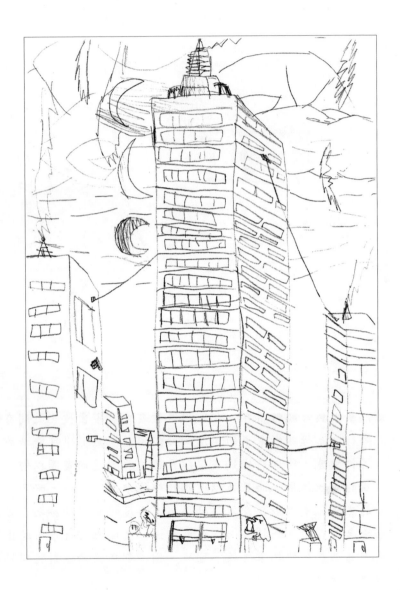

圖三　這張畫的表現手法，以一個大班且從未參與才藝班訓練的孩子而
　　　言，對於空間感的處理與將高樓以三度空間的技巧表現，的確是
　　　展露了東東在繪畫上的天賦。整個樓房的架構表現得相當精緻，
　　　顯示東東對於生活中物體結構的空間感十分敏銳，且在空間組織
　　　的認知能力與表達能力很強。

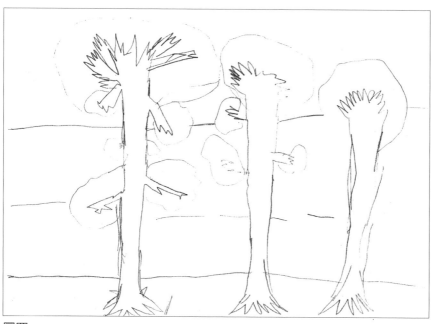

圖四

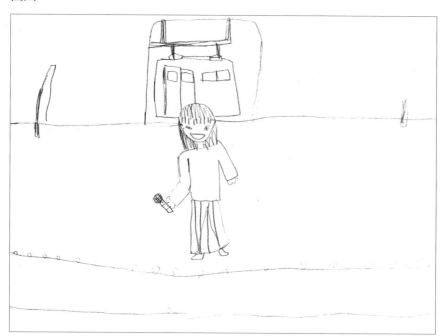

圖五

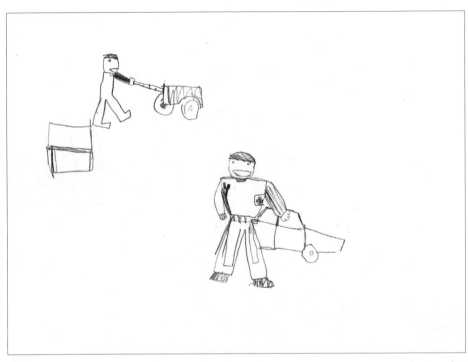

圖六

圖四至圖六　個案畫出樹和人等，可以看出東東在處理整個空間和物體
上較為用心。圖四使用基底線畫出了陸地與天空，以及樹
長在馬路一邊，已脫離透視畫法。圖五畫個女孩在唱歌表
演，也以基底線劃分了台上、台下，人物表現頗為動感。
但東東似乎較用心在處理表演者出場的地方之結構組織，
如演唱者背後的音響。圖六畫出兩個人在工作，依然可見
東東用心處理物體的結構。

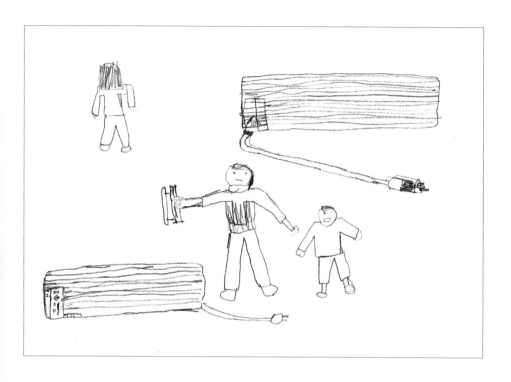

圖七　東東對於機械物品的結構十分敏感，畫中說明父親在安裝一台新
　　　的、大型的冷氣機，東東很細心的將冷氣機的結構清清楚楚且誇
　　　大的畫出來。從中也可以看出他對父親角色的認同，對其父親的
　　　行為舉止很在意，自己也喜歡看爸爸工作，共同在一起的時刻令
　　　他愉快。母親背向著，也離東東較遠，似乎藉著圖畫來說明他想
　　　和爸爸在一起的投射作用，這是一種對男性認同的心理現象。

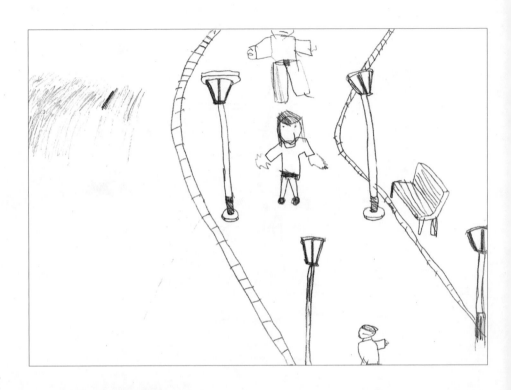

圖八　這張畫是描述和爸媽到戶外活動的情形。東東對於人物的處理較
　　　不感興趣，因此草率的完成。從人物的空間感而言，東東是獨自
　　　一人在右下方，感覺上他對家庭裡的互動情形並不熱衷，也往往
　　　只畫出爸媽和自己，省略了弟弟，並說他在奶奶家，顯示他仍存
　　　著對年幼弟弟的些微嫉妒心。然而，東東確實很匠心獨運地描繪
　　　街道、路燈和椅子，再度顯現其三度空間的技巧，可知東東的視
　　　覺經驗與認知概念的確不同於同年齡的孩子。更可貴的是，他似
　　　乎能完全依視覺與認知而表現在紙張上。

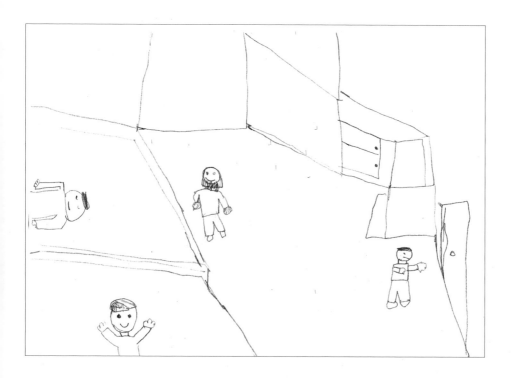

圖九　這是難得的家庭動力繪畫，東東以簡單的幾筆線條畫出了房子的立體空間感，但每個人物都各做各的事而沒有什麼互動關係，這有可能是因為東東喜歡沉溺於自我的思考空間。此外，這張畫也是以區劃法的表現，暗示著東東內心的孤離感（Burns, 1972）。

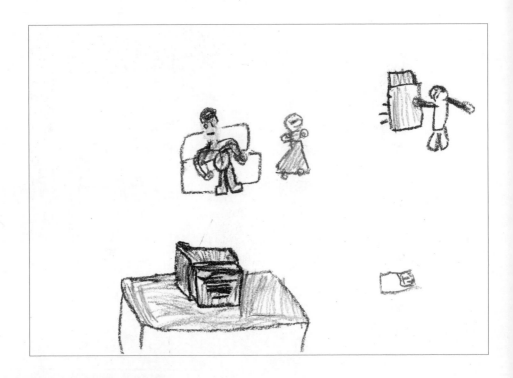

圖十　東東使用蠟筆畫出家居生活，人物的處理依然不如他對那張桌子和電視機來得感興趣，尤其是他把電視機的部分處理得真是維妙維肖。東東對物品之結構一直很感興趣且努力表現出來。

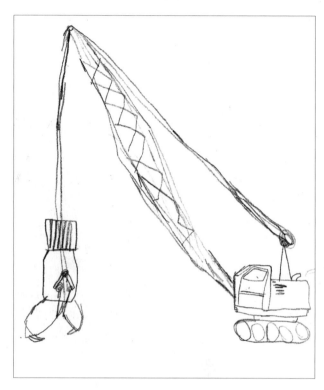

圖十一

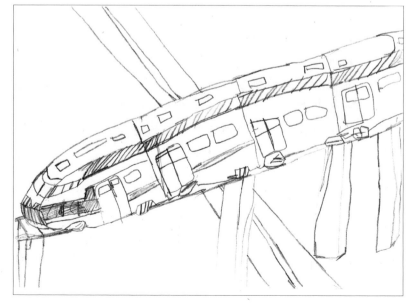

圖十二

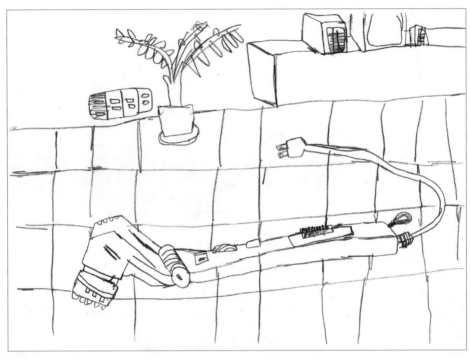

圖十三

圖十一至圖十三　從這三張畫的內容，再度說明東東對於機器結構方面
　　　　　　　　的興趣，不管是工地的吊車、高速鐵路上的電車，還
　　　　　　　　是家裡使用的按摩器與音響設備，都淋漓盡致地將每
　　　　　　　　一個物體的組織結構表現出來。無可否認地，東東對
　　　　　　　　機器結構之認知的確具有敏銳的觀察力並深感興趣，
　　　　　　　　繪畫上也表現其獨特的天賦。

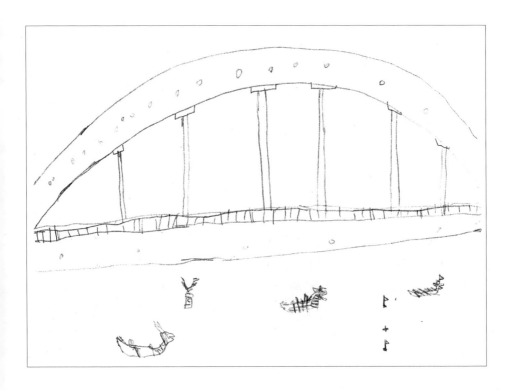

圖十四　東東描述去看划龍舟的情景，整個空間結構比例的表現頗成
　　　　熟，以基底線（路橋）區劃出路面之上下，但重點還是在強調
　　　　這座橋的架構。

　　由於東東的繪畫表現從念中班到大班一直被老師讚美不已，但是平時其行為顯現得十分自我中心，常常以自己所發明的方法來完成任何事，然而在過於專注的情況下，情緒往往會失控，如突然地大笑。問其原因，他只是解釋說明自己覺得很好笑的事罷了，因而造成團體活動中不小的困擾。

　　在輔導的過程中，曾與其家長進行溝通，以便對東東有較深入的了解，其父母告知，東東在家的行為表現亦是如此。

　　從東東的資料來思索，他的確具有繪畫的特殊天賦，尤其是對空間感的表現能力真的是超過同年齡的孩子。也許是東東對父親角色的認同與崇拜，且因為其父的職業與機械有關，所以對機械方面特別有興趣。

　　年幼的孩子能夠專注在其所喜愛的事物上是好現象，但是過度的沉迷在自我的世界中而不表達其感受，恐怕會造成孩子封閉其他不感興趣的人事物，甚至不自覺地拒絕接收外在的資訊，而只活在完全自我的世界，或而有「自閉」的人格傾向。孩子的世界是簡單的，也是複雜的，端視成人如何分享他的世界，與誘發他表達其所感所受。

（四）給父母的建議

　　多鼓勵東東以口語的方式表達，尤其東東對機械結構很有興趣，不妨使用樂高積木或黏土來建構他所欲表現的作品。另外，藉由參觀一些展覽或戶外活動的時候，鼓勵他或刺激他說出來，不管說得對錯或好壞都不予置評，目的是要多明白其心理和思維的運作，再給予適時適當的引導。聰明的孩子有些時候會花比較多的時間尋找自己要的答案，同樣的，聰明的父母應該協助孩子尋找答案，並且有可與別人分享其「成就」的行為表現。

六、適應困難的康康

性　　別：男孩

排　　行：老大（有一個剛滿一歲的妹妹）

就讀學校：台北市私立幼稚園（大班）

行為特徵：

1.好勝心強，一旦遭遇挫折便很難接受與調適。

2.稍不稱意，易表現攻擊性的行為，如哭鬧、尖叫等。

3.人際互動關係較差。

4.很在意別人的批評和讚美。

5.性情固執且敏感。

6.喜愛玩玩具、機器人和畫畫。

家庭背景：

父親：博士　　職業：民航局

母親：碩士　　職業：家庭主婦

康康在美國出生，於1994年10月與父母一同返國。在美國幼稚園就讀時被認為是資優兒，但其父母期望在國內幼稚園就讀時，老師給以與其他孩子一樣一視同仁，而不要施以任何的特殊指導或課程安排。母親非常關心康康在學校的任何表現是否優秀，一旦發現康康有「問題現象」，會很緊張地找老師詢問以便了解情況。從其父母對康康點點滴滴的關注，似乎是期望較高，同時管教較嚴格些。

因為康康甫從美國回台不久，對於整個生活環境感覺極生疏且非常不習慣，基於此因，適應新環境乃是一大問題。也許某些私立幼稚園的教學方式仍較為傳統保守，與康康先前在美國所接受的教育方式大大不

同，因此更形成了康康在園內學習與生活作息上適應的困難度。此外，父母對他期望較高，無形中造成年幼的他很大的心理壓力，所以，康康在處理自己的問題或事情時，較容易產生激烈的負面情緒與人格發展。

　　為了幫助康康有較好的適應態度與愉快的園內生活，所以在整個輔導過程中，執行老師採取絕對眞誠的態度去接納孩子，並以包容的心來接受孩子的行爲。同時適時地給予康康鼓勵、讚美和獎品等正增強作用，以建立友好與信任的關係，進而協助其發展較好的人際互動與較好的適應能力。

（一）輔導目標

　　1.增加其利社會行爲，以建立較好的人際關係。
　　2.培養其正面情緒的發展，以適應新環境。

（二）輔導方式

　　1.以一對一個別晤談的方式，傾聽其所談論的任何事，以協助其內心不適或不滿的表達。
　　2.運用團體同儕的力量，減少其負面情緒的發生。

（三）圖畫分析

　　見圖一至圖十（第103頁至112頁）。

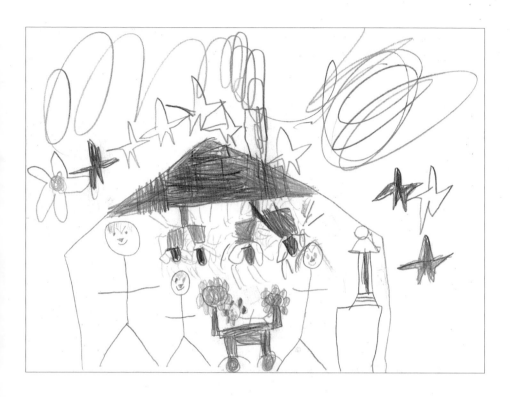

圖一　這是根據家庭動力繪畫方法所畫的第一張畫。畫中的房子以重重
　　　的線條畫出，直覺上對這個家心存著許多的壓力而焦慮不安。屋
　　　內畫出數盞顯眼的燈，且以強調的筆觸來顯現，意謂著康康心理
　　　上對愛與溫暖的需求（Burns, 1972）。房子上頭畫了類似颱風般
　　　的線條與一顆顆大星星，象徵著康康的沮喪與新環境帶給他的壓
　　　力。康康使用「筷子人」（亦是棒狀人）省略的方式來畫出人
　　　物，是因為他明白其所需表現的重要與不重要的次序感。

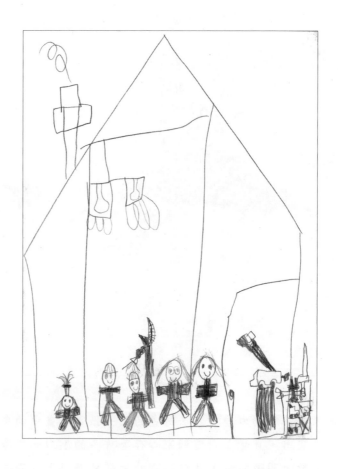

圖二　在這張畫中，康康仍然將人物以塗黑的手法表現，也依然強調
　　　大大的燈。與上一張不同的是左邊畫了一個十字形的煙囪，煙
　　　由右至左的方向吹。依據巴克（Buck, 1948; Hammer, 1958）的
　　　繪畫心理分析，此暗示其缺乏情感的溫暖和關懷。再看人物的部
　　　分，康康以左右各一條線將母親與妹妹分開，這是一種區劃法
　　　（區劃式在家庭動力繪畫中的意義是指個體嘗試隔離使他覺得有
　　　壓力、或拒絕或害怕的家庭成員（Burns & Kaufman, 1970, 1972;
　　　Reynold, 1978）），似乎是因為母親管得嚴而互動較差，而對於
　　　幼小的妹妹無形中也有一種醋意，所以乾脆將她們畫在各一邊。
　　　相對的也暗示著康康與奶奶、爸爸有較好的互動關係。

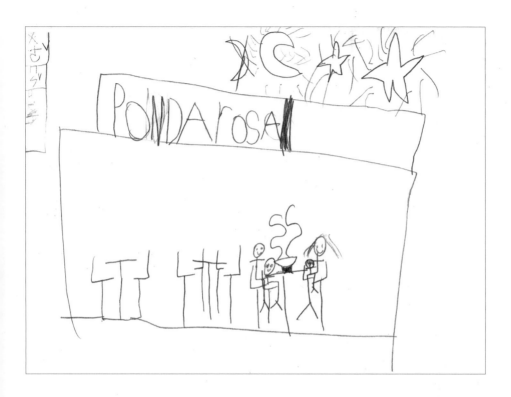

圖三　康康的人物畫又出現簡化的「筷子人」表現法，一家人一起到龐
　　　德羅莎吃飯，從畫裡人物的布局來看，仍然說明他與父親的互動
　　　關係較好。也許是因為母親花大部分的心思與時間在照顧年幼的
　　　妹妹（這一段時間他的妹妹生病），無形中疏忽了他。由於較少
　　　受到母親的關愛而產生的落寞感受，很自然地在圖畫中呈現了爸
　　　爸和他在一邊，媽媽和妹妹在一邊的現象。

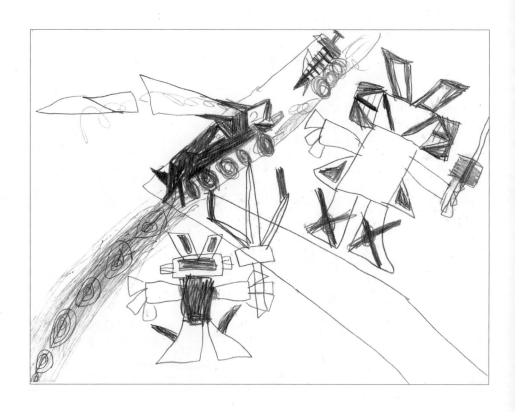

圖四　這幅畫所畫的是康康最喜歡的機器人。在繪畫的過程中，鄰座的
　　　小朋友說他的雷神王比康康的機器人厲害，隨後康康馬上再添加
　　　一些攻擊性的武器。整張畫仍然說明康康內心充滿著焦慮之外，
　　　在圖畫中表現了攻擊性與競爭性，並藉著畫出凶猛、有威力的機
　　　器人以抗衡其內心的焦慮，是一種宣洩作用，希望自己如機器人
　　　一樣厲害。

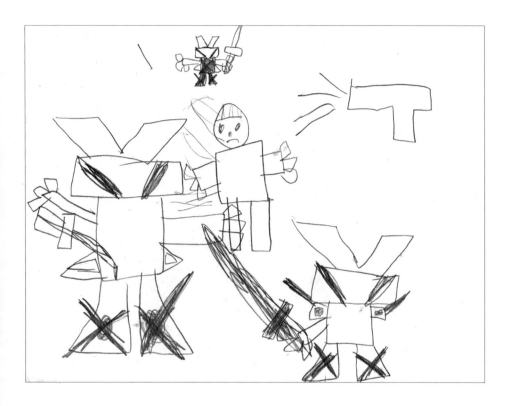

圖五　這張畫是因為上述小朋友之故，而馬上在圖四的紙張後頁畫了機
　　　器人打壞人的情形。事實上，機器人就是康康自己的化身，機器
　　　人手上握住了壞人，就是先前說機器人不屬害的那位小朋友，無
　　　可否認地，這是康康當時不滿的情緒寫照。畫面上充滿著戰爭的
　　　意味，但對康康來說的確是抒發他負面情緒的管道。

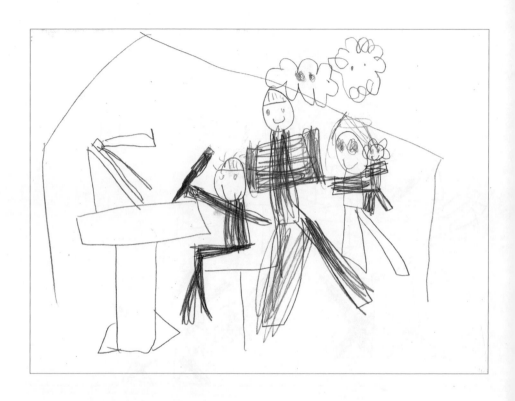

圖六　畫中的內容是康康在寫功課，爸爸媽媽都在旁邊看他寫得好不
　　　好。人物的表現法仍以塗黑的方式呈現，以及房子上畫了兩朵
　　　雲，這些現象都暗示著康康對父母之間的互動深為焦慮，與對新
　　　環境的不適應之投射作用。

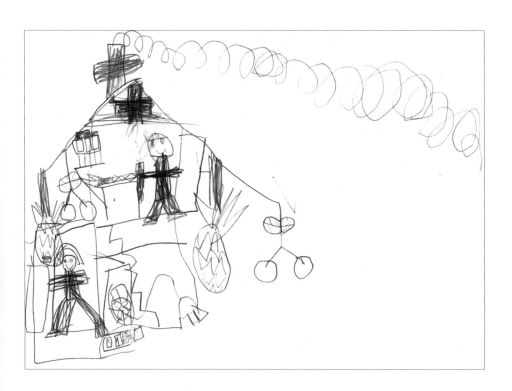

圖七　從繪畫心理分析而言，煙囪冒的煙是由左至右的方向，顯示康康
　　　對新的生活環境產生壓力感（Buck, 1948; Hammer, 1958）。也
　　　許康康的個性較活潑好動，畫了自己在玩刀，表明其潛意識中對
　　　妹妹或其他人存著妒嫉心和競爭心。同時畫媽媽在煮飯，象徵著
　　　他需要多一些的照顧和關愛。康康的人物畫常出現十字形，也許
　　　是因為家庭信仰基督教之故。

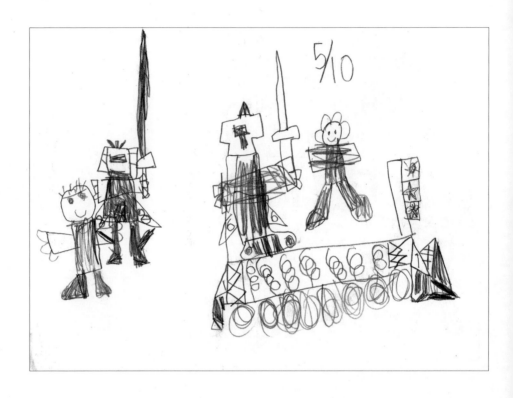

圖八　畫中的內容是康康說他很喜歡和妹妹一起玩機器人，所以把機器
　　　人放在妹妹的床上。也許他意識到妹妹很小，大部分的情況都需
　　　要大人幫忙，因此畫妹妹的手時並未畫出手指。此畫所使用強烈
　　　的、黑壓壓的線條，又是拿著又大又尖銳的玩具刀，直覺上充滿
　　　著「戰爭」的氣氛，似乎是他對妹妹的醋意和爭寵心的移情作
　　　用。但是康康言明他要陪妹妹玩，照顧妹妹，然而從畫的心理層
　　　面來看，的確是一種矛盾的情感表現。

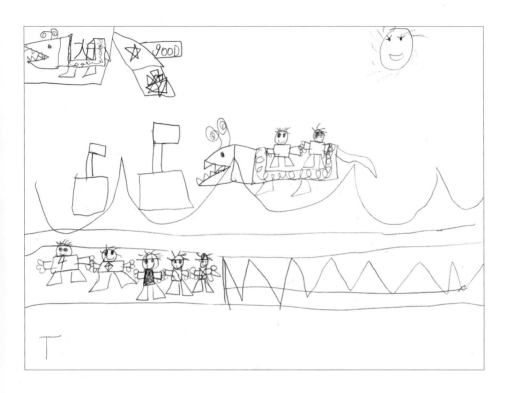

圖九　這張畫是進行輔導的第二個月所畫的，康康在此畫之前，適應的
　　　情形已大有進步，而且人際關係的互動也好多了，在班上所惹的
　　　問題也逐漸減少，與師長、同儕建立了很友好的關係。此畫的內
　　　容是在端午節的時候，爸爸帶他去看划龍舟，畫面有趣且活潑。
　　　值得注意的現象是，他的人物畫不再是塗黑的表現法，而以一些
　　　簡單的圖樣、數字來裝飾（見左下方）。同時在左上方畫了一艘
　　　代表大白班的龍船，尾端還寫上「good」英文字，因為他說想
　　　與大白班的小朋友一起去划龍舟，這些都意味著康康對其班級有
　　　不錯的認同感。

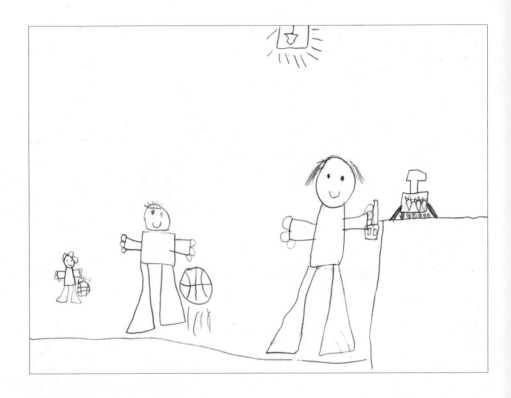

圖十　康康不再將人物以塗黑來表現，似乎昔日的焦慮不安也逐漸減少
　　　了。畫中的內容是他與妹妹在廚房裡玩球，此現象仍是顯現與妹
　　　妹之間的競爭心。再來，他把自己畫得比較靠近母親，妹妹則在
　　　遠遠的一邊，同時又畫媽媽正在煮紅蘿蔔湯，這些都顯示著康康
　　　心理上多麼想一人獨占媽媽的愛的移情作用。此外，他對人物的
　　　大小比例，都表現得非常好。

　　總之，在這一段輔導的過程中，我看到了孩子很自在的在紙張上宣洩其內心的焦慮與不滿，有明顯的進步，尤其是在班上的適應問題，每日都有所改變，其利社會的行為表現增加了，因而負面的情緒自然就減少了。藉著繪畫，我們變成好比「知己」般的朋友，同時從他畫中的「象徵語言」，使我較容易明白康康的心理運作與潛意識的情感表達。

（四）給父母的建議

　　建議康康的父母能夠多花一些時間給予這位「大娃娃」一些肢體接觸，如擁抱、親吻。孩子不是一下子就長大懂事的，不要一下子就要求他承擔當哥哥的種種義務，而是慢慢地讓他感受到當兄長的驕傲和喜悅。他需要一種穩定的、溫暖的關愛，與陪他一塊長大。

七、好勝心強的強強

性　　別：男孩

排　　行：獨生子

就讀學校：台北市公立幼稚園（大班）

行為特徵：

1.認知能力很不錯。

2.好勝心很強，與其他小朋友玩遊戲時，常因結果的輸贏而造成情緒起伏。

3.喜歡找能力比他差者為競爭的對象。

4.較自我中心且喜歡支配他人。

5.喜歡球類和下棋等活動。

6.午睡時習慣趴睡，並經常搖擺身體或摩擦床面良久才能入睡。

家庭背景：

父親：高中畢　　職業：啤酒廠工作

母親：大專畢　　職業：家管

父母親感情和樂融洽，經常利用假日帶強強到郊外踏青。父親非常喜歡打球，並參加球隊，且經常參與球隊的比賽，因此打球、看球賽亦成為家庭假日生活重要的休閒活動。或許是受到父親的影響，強強也酷愛打球，每次的假日生活報告，他所說的主題總是離不開與爸爸一起打球、看球賽等事。媽媽曾經是幼教老師，因此對孩子的教育大都採取說理的方式。同時母親也較堅持自己對孩子的看法，因此老師在處理強強在園的問題時，並不容易取得溝通與支持。

（一）輔導目標

1.減少過度以自我為中心、驕傲自負的態度，以培養較平和友善的態度。

2.培養正確的輸贏觀念和態度，以促進較好的人際互動關係。

（二）輔導方式

1.安排以故事、戲劇表演的方式來導正其對遊戲活動中輸贏的正確態度。

2.以同儕的力量來削弱其驕傲自負的行為。

3.以一對一的方式與他交談，進一步協助其內心和潛意識的表達和抒發。

（三）圖片分析

見圖一至圖八（第115頁至122頁）。

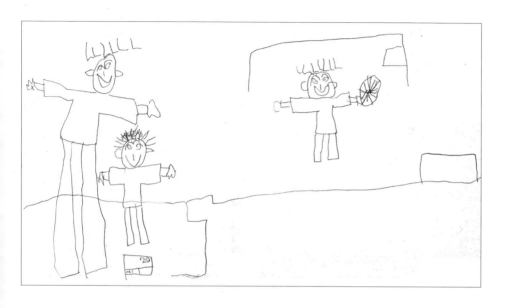

圖一　這是執行過程中第一張家庭動力繪畫，強強描繪出在家的生活，
　　　內容是爸爸和媽媽在看電視，而自己在房間裡打球，表達了他對
　　　球類活動的興趣。另外，爸媽正在看球賽的節目，藉以表明對此
　　　活動之熱衷。再則在整張圖畫中，強強把父親的模樣畫得特別
　　　大，可見其對父親的崇拜。在筆觸上的運用，沒有任何的擦拭，
　　　表現得相當有自信。

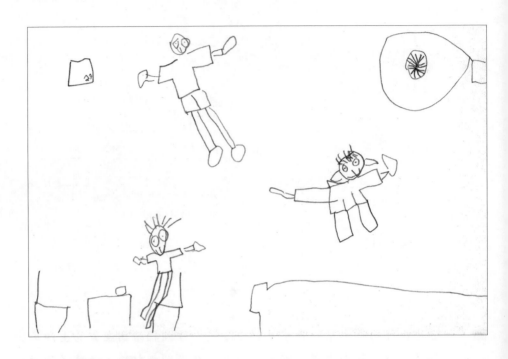

圖二 此畫一如前一張，爸爸獨自看球賽節目，正因認同父親的角色，內心免不了有效仿的心情，所以畫出自己在房間內打籃球，以表現與父親一樣的興趣。

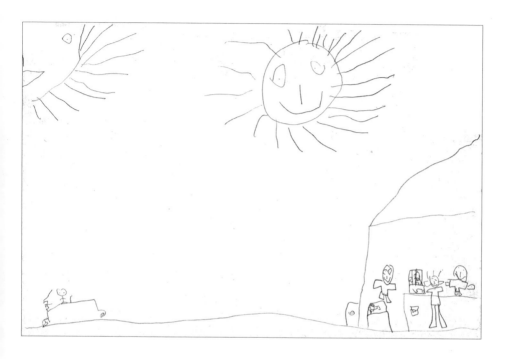

圖三　在畫這張畫的時候，強強的表情非常愉快，因為這一天是他的生日，當天媽媽提早到幼稚園接他一起去買生日禮物。畫中沒畫出父親，也許是父親正是上班時間，所以無法一塊前往購物。但是卻畫了兩個又大又可愛的太陽，以一般幼兒繪畫心理而言，太陽是父親的象徵符號表現之一，因此又可見強強對父親的渴望與愛戴。

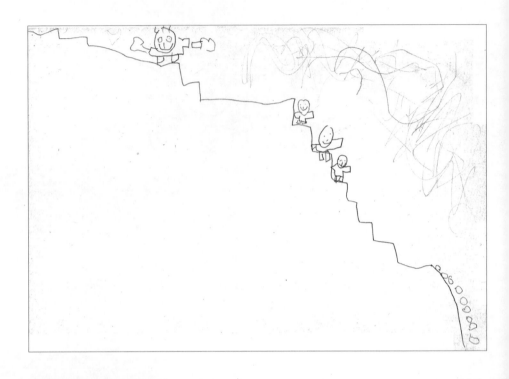

圖四　某日天氣很好，全家人與父親的一位朋友一起去爬山。強強很得
　　　意的說他爬得最快，所以把自己畫在山的最上面，顯示了相當自
　　　我中心的心態，藉著畫出他爬第一的情況，來滿足其內心好強好
　　　勝的欲望。強強以簡單的幾筆畫出整幅畫的動態，頗有趣味。

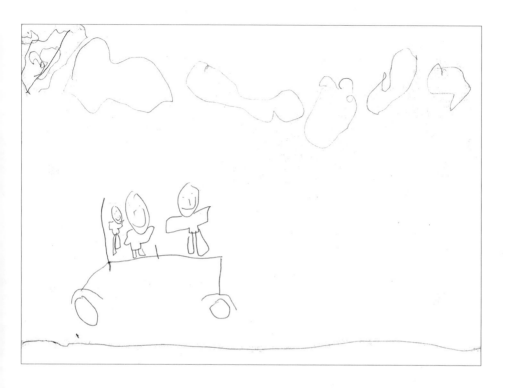

圖五　這張畫是描述全家人一起騎機車出遊的情形，強強把自己與父親
　　　畫在一起，而且還是放在第一個位置，仍然顯現強強相當天真的
　　　自我中心。整張畫所使用的線條簡單俐落，不失自信，也充滿著
　　　快樂的氣氛。

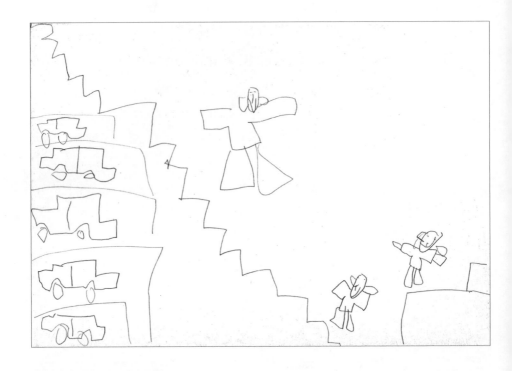

圖六　此畫與圖四雷同，主要不同的地方是強強把父親畫在最上面，意
　　　味其父著實在他的心中占據著很重要的地位。筆畫依然是簡單俐
　　　落，比起前兩張畫似乎略有一點兒草率。

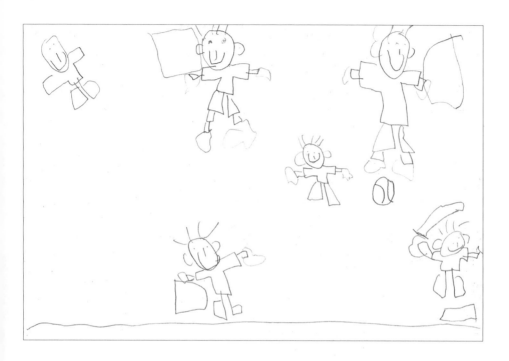

圖七　看球賽、打球一直是強強繪畫的主題，也是與爸爸共同的興趣。
　　　此畫是他與爸爸在球場上打球的情形，強強似乎對於打棒球之景
　　　物安排方面的認知不錯，他把各壘上的人物都畫得很動態，而自
　　　己是打擊手，父親是投手，兩者成為一種「較量」的角色。依幼
　　　兒繪畫心理，圖畫中出現丟球的情形，顯示了強強較具競爭與嫉
　　　妒心的現象（Burns & Kanfman, 1972）。也許強強想藉著打擊父
　　　親的投球來滿足其一種可能勝利的驕傲心理。

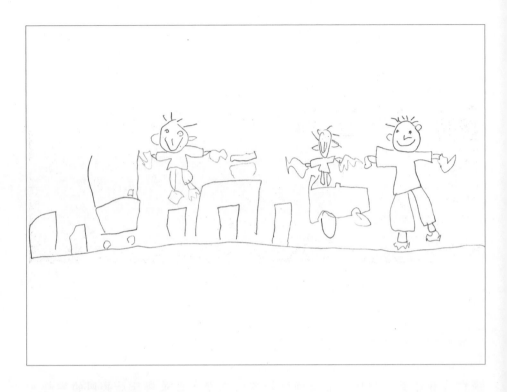

圖八　強強與家人晚上一起到夜市吃宵夜的情形，他說他是最先下車
　　　的，他已經坐在椅子上吃東西了，爸爸媽媽才停妥車子走來。從
　　　圖畫的描述顯示他在許多情況下渴求最快與最先得第一的心態。
　　　另外，從畫中很明顯的看出他把自己與父親畫得特別清楚，而以
　　　簡單的幾筆把媽媽畫出，是一種對偏愛父親角色的認同作用。

　　強強的好勝、好強之心很強，念中班的時候，會因為輸了而哭泣，且輸的時候會情緒激昂地找理由說是別人的不對，以自圓其說。一旦贏了會很高興且激動地大叫、到處炫耀，甚至會嘲笑輸的人。

　　大體而言，強強的表現都還不錯，老師與母親溝通後，共同進行輔導。在學校，強強因為老師經常性地適時給予叮嚀和輔導，負面的行為和情緒已有所減少，但並非穩定的狀況。老師總是把握強強有好的行為出現時，常在同儕中給予肯定和正增強，如肢體的擁抱、口頭稱讚；而當他有不好的行為出現時，僅作口頭上的提醒，並且借助同儕的力量來幫助他。

　　因此在輔導的過程中，同儕的影響力頗大，所以剛開始的時候，只要在老師照顧得到的情況下，強強會表現得很好，行為也慢慢改善；但是一旦老師疏忽他時，其負面行為又會出現，往往須借助於同儕的力量去糾正他，效果還不差。

　　雖然從強強的畫較不易看出他的改變，不過在一些活動如玩象棋的時候，他那股驕傲自大的氣燄已改變了很多，行為上也轉變不少。

（四）給父母的建議

　　在適當的時機讓孩子明白，輸並不是一件丟臉的事，鼓勵孩子只要認真的去做，用心的學習，就是成功了。避免過度強調孩子參與活動獲勝的心態。從強強的畫中可以明顯看出其對父親的崇拜，因而也強調與父親一樣的興趣。事實上，孩子年幼，尚無法判斷輸贏的真正意義，因此，父母應該把打球或其他運動的重點放在增強體魄和健康為出發點。

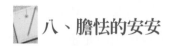八、膽怯的安安

性　　別：男孩

排　　行：老二（有一位三年級的姊姊）

就讀學校：台北市公立幼稚園（大班）

行為特徵：

1.性情沉默，且經常獨處，很少與其他小朋友有互動的行為。

2.喜歡看書、拼圖與聽錄音帶等靜態活動。

3.較缺乏信心，接觸新的事物時會習慣說：「我不會」或「我不知道」。

4.學習時精神較不易集中，但守規矩有禮貌。

5.身體健康情形較差，皮膚易過敏且易患感冒。

6.對老師的擁抱或詢問會很不自在。

家庭背景：

父親：因酗酒而早歿

母親：高中畢　　　　　職業：商

　　安安的父母在其父親去世前即已離婚，所以姊弟兩人由母親獨立照顧。其母除了白天上班之外，只要有空便做一些副業。安安與姊姊在同一所小學念書，因此放學後都和姊姊一起等媽媽接他們回家。其母很關心孩子在學校的活動，而且與老師互動很好。母親對孩子管教的方式是有原則的，同時也要求孩子在平日生活上的表現要獨立自動與有禮貌。

（一）輔導目標

1.透過繪畫活動的談話，增加安安自我表達能力。

2.透過小組團體活動，培養其良好的人際互動關係。

（二）輔導方式

1.以小組活動方式，如藉由繪畫活動，抒發其情感並建立其自信心，且增進與同儕之間的互動。

2.透過團體活動以激發其主動表達的機會，且增進與同儕之間的互動。

（三）圖畫分析

見圖一至圖十（第126頁至134頁）。

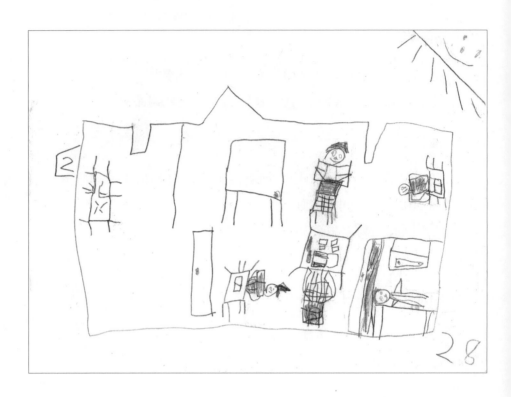

圖一　這是安安以透明式的方法，畫出家中每一個人的動態。然而在描述的時候，安安說：「我的爸爸已經死了。」此畫內容中的每一個人各做各的事，毫無互動的狀況。安安將母親、姊姊及自己，以相當簡要的塗鴉方式表現，尤其是母親（圖中所畫的小桌子之南方）整個形體是背向式、且畫了柵欄式的線條。以繪畫心理分析而言，這是母親在無形中給了安安相當大壓力感的表微，而形成他在家中十分緊張的性情。右上角畫了一個擬人似的太陽，太陽的表情看似鬱鬱寡歡，安安背對著太陽，可能意謂著在現實生活中已失去父愛的悲痛或渴望，無形中在畫面上顯示出缺少了一份快樂感。

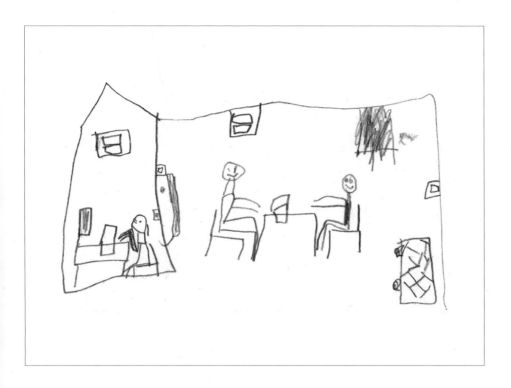

圖二　這一張家庭動力繪畫比圖一小了些，但是所畫的人物仍以塗鴉式
　　　的蝌蚪人為主，但較為清楚。姊姊被隔離在另一個房間做功課，
　　　而安安則與媽媽在一起念書，表明了母親對他的督促。這也是一
　　　種自我中心的表現，且希望多跟媽媽在一起。

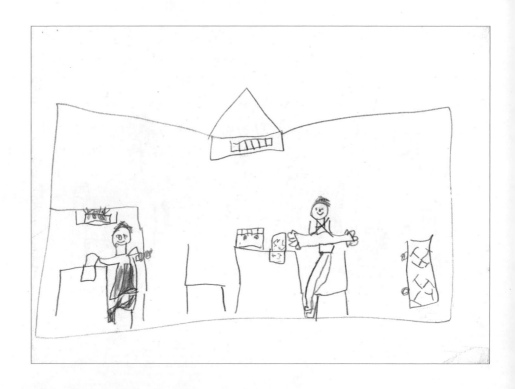

圖三　畫中只有姊弟兩人，但仍畫出一個空的位置，是因為媽媽尚未回
　　　家。但是安安在姊姊的頸部畫上一個×記號，也許是認為自己畫
　　　得不好。就繪畫心理分析而言，是指個體（尤其是男孩子）的焦
　　　慮而嘗試否認或控制其衝動。也有可能是安安與姊姊在競爭擁
　　　有更多媽媽的關愛，但在潛意識中卻告訴自己不可以，因而造
　　　成鬱積在心中的掙扎。而以×記號畫在姊姊身上，藉以獲得紓解
　　　之效。此外，從圖一至圖三，很明顯的是安安都畫出了暖暖的或
　　　熱熱的物品，如電燈、電視、瓦斯爐等。而這些與電有關的物品
　　　在家庭動力繪畫中，往往與該個體需要愛和溫暖有關（Burns &
　　　Kaufman, 1970; Reynolds, 1978）。也許是母親為了維持家計而
　　　忙碌，較少與孩子相聚一起談天說笑，造成安安渴望擁有更充分
　　　的心理關愛和溫馨的家庭。

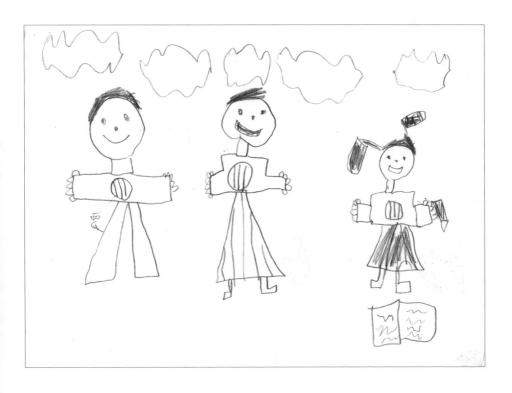

圖四　這張是安安畫出全家在戶外活動的情形。人物畫上的西瓜圖案，
　　　是因為在課堂上所學的撕貼畫的影響。圖中媽媽表情中強化嘴巴
　　　畫法，可能因平日媽媽較會嘮叨安安的生活行為，無形中造成安
　　　安認知上的刻板印象傾向。安安把姊姊畫在右邊，而且使用了相
　　　當多的塗鴉線條，過度塗鴉線條則再度顯示姊姊在許多方面可能
　　　造成他的壓力和緊張（Reynolds, 1978），如在學校的學習表現
　　　與父母的關愛等。雖然每天放學後，姊姊會接他一起返家，但是
　　　從這四張圖畫來看，均未見安安與姊姊有任何互動的行為，說明
　　　了他在家中是孤獨膽怯的。

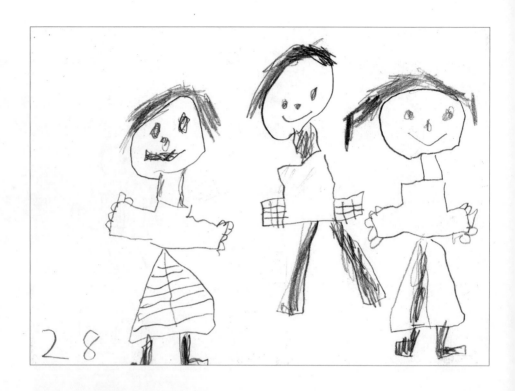

圖五　此圖畫與圖四雷同。難得的是，安安把自己和姊姊畫在一起，同時對姊姊的塗鴉線條已減少了。反而在自己的人物畫中使用了許多的塗鴉線條，可能是在這段期間，安安皮膚過敏的毛病又復發了，雙腳的皮膚變成又粗又黑，並且抓破了皮，身體上的不適可能造成安安的焦慮，而把自己的腳塗黑。對媽媽的畫法依然充滿焦慮、緊張，仍然強調嘴巴的表現手法。

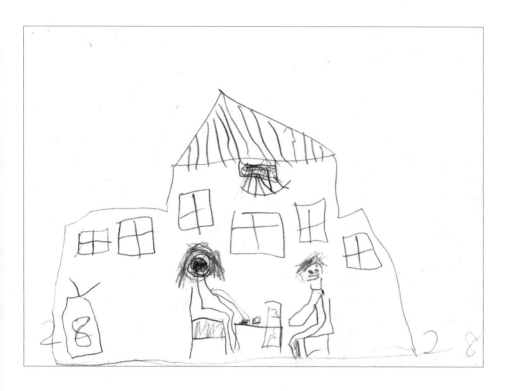

圖六　這張畫是媽媽教安安看書。很明顯地看出安安將媽媽的臉部潦草地塗鴉一番，臉部表情完全無法辨識，甚至於醜化。再則安安的臉也轉向右邊，在那裡看書。也許母親過度要求他在學習上的表現，使得安安產生壓力感與焦慮感。此外，安安畫出了許多的窗戶，倒像是希望到戶外透透氣的表徵。

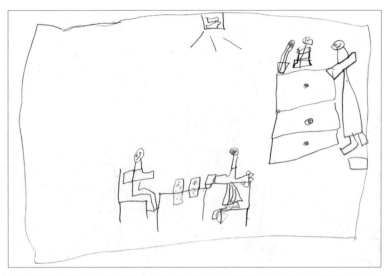

圖七

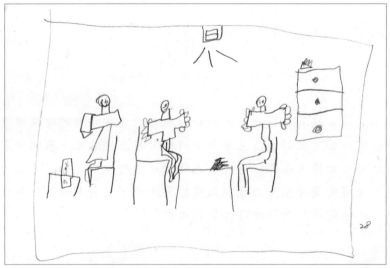

圖八

圖七與圖八　從這兩張畫，可以看出安安已經不再使用塗鴉線條了，整
個畫面顯現較清楚明朗的畫面。想必是在學校中有老師的
輔導，心中的壓抑得到了釋放，快樂地與其他小朋友相
處。安安相當強調燈光的表現，說明他對家庭溫暖的互動
關係的需要。

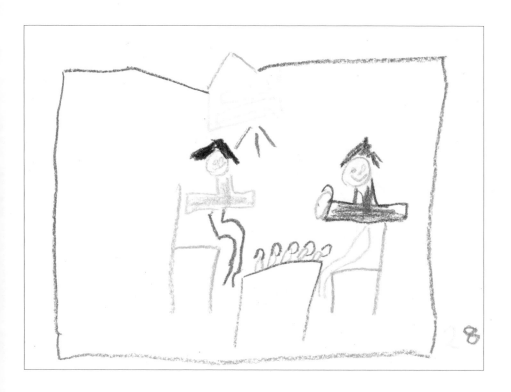

圖九　這是使用蠟筆畫出他和媽媽在家裡一起做手工的情景，兩個人都
　　　呈現笑咪咪的神情。不管此事屬實與否，比前面幾張有媽媽的圖
　　　畫，可以感覺得到安安與母親在一起時，心理上不再是備受壓
　　　力，而是有著較愉快的感受。

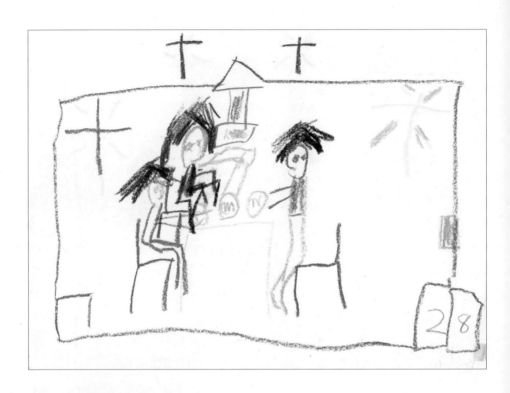

圖十　安安畫出他覺得全家人在一起時最快樂的時刻，就是與媽媽、姊
　　　姊一塊上教堂。安安已經能夠慢慢的將在家中愉快的事件說出。
　　　畫中的十字符號象徵著他們的信仰，畫在屋內的兩個十字形，刻
　　　意強調其放出光芒，似乎表示信仰給予安安與家人相當大的支持
　　　力量。

安安是個安靜的孩子，在團體中容易被忽略。藉著繪畫的過程而能夠與他多聊聊，以了解其內心世界，協助安安建立自信，肯定自我，而且能夠較主動地參與團體活動。但是安安繪畫的內容往往缺乏父親的角色，他亦較在意談論或繪畫有關父親的人物畫等主題。在討論到家庭生活時，安安除了沉默寡言外，心中似乎也有所戒懼。此外，他在參與小組活動表現較沒有信心，不敢表現自己，顯得退縮，甚至放棄學習。在輔導過程中，我們運用一些團體或個別的活動，慢慢地發現安安已經漸漸主動加入學習活動。

年幼的安安不幸遭遇喪父之痛，心中免不了抑鬱寡歡；再則媽媽須堅強地負起教養的職責，的確是相當艱辛之事。因此無形中，其母會將所有的生活重心轉移到年幼的孩子身上，尤其是男孩子將受到更多的壓力和管教。另外，安安的姊姊畢竟年長許多，在生活事務上也許較不為媽媽操慮。如此，安安面對媽媽與姊姊都深感壓力，這也許是造成他在圖畫中使用了許多的塗鴉線條，藉以抒發心情。

（四）給父母的建議

每個孩子都有不同的發展，千萬不要將不同年齡的孩子來作比較，如此，也許會造成孩子之間無形的競爭壓力或難以化解的嫉妒心結，而可能造成其中一位自覺不如他人，形成自卑、膽怯與沉默的性格傾向。孩子的學習不應是死板板的書本知識灌輸，帶著孩子走一趟博物館、或逛一下兒童書店、或到植物園野餐等活動，也許孩子可從中獲得更多、更生動的知識，大人也可紓解多日工作的壓力，而與孩子建立更好的互動機會。

九、不受重視的威威

性　　別：男

就讀學校：新北市公立幼稚園（大班）

排　　行：老二（有一個大他兩歲的哥哥，兩個妹妹分別是三歲和四歲）

行為特徵：

1.語言表達能力較不順暢。

2.做錯事時喜歡強辯而不肯承認自己的錯誤。

3.行動粗魯且自我為中心。

4.喜歡老師的讚美。

5.非常喜歡看卡通，常講一些卡通人物的名字。

6.缺乏自理能力。

7.缺乏自信且沒有安全感。

家庭背景：

父親：國小畢　　職業：漁

母親：國小畢　　職業：家管

　　威威家中有爺爺、奶奶、爸爸、媽媽、哥哥和妹妹。因父親常外出捕魚較忙，所以對於孩子的事較不關心，均由媽媽來管教。但媽媽管教孩子時又常受到公婆的干涉，甚至於公婆會當面責備媽媽對孩子過度嚴厲，所以在孩子的心目中，媽媽的權威性似乎較弱，所以會和媽媽頂嘴。還有爺爺、奶奶因為較寵哥哥，所以在威威幼小的心靈裡覺得自己很不受重視。

（一）輔導目標

1.培養正面情緒發展，以建立良好的親子關係。

2.增強與輔導威威在校說話與表達能力，以增進良好的語言發展。

（二）輔導方式

1.以一對一個人交談的方式，幫助威威建立信心並達到聽話與表達的能力。

2.與母親溝通，希望家長能對威威的需求有所了解，且多關心。

3.以同儕的力量協助其發展良好的人際關係。

（三）圖畫分析

見圖一至圖九（第138頁至146頁）。

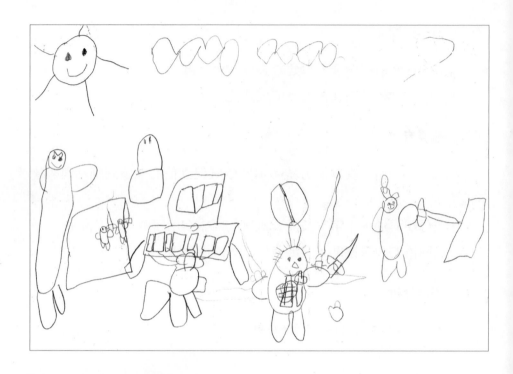

圖一　這是輔導過程中的第一張畫，首先畫出自己，手拿著刀劍，一付充滿敵意的樣子；旁邊的哥哥手中也拿著劍，但是在他的頭上畫了一個大包，足以見得威威對哥哥有一種醜化式的表現。因為威威平時在家較不得寵，所以有點嫉妒哥哥。而左邊畫了媽媽臉部的表情有些怪異，他說這是膽小的媽媽，暗示了在他心目中較不在意母親的權威。威威沒有弟弟，只有兩個妹妹，但他卻說圖畫中的人物是弟弟，也許是心中對同性別的偏執。

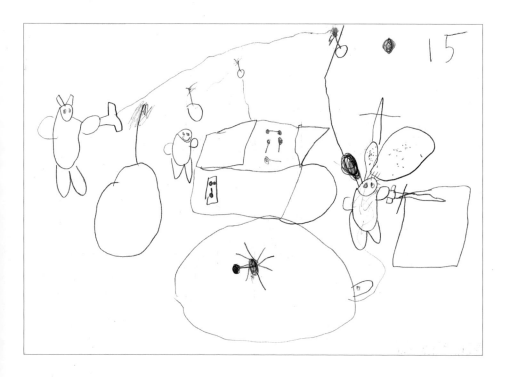

圖二　隔幾天，又請威威再畫一幅家庭動態的畫，然而這張畫更加突顯
　　　出威威對哥哥（右邊人物）的不滿，頭上的包更大了，整張圖畫
　　　充滿了炸彈似的，而這種較具攻擊性的情緒表達是一種投影作
　　　用，以報仇式的手法，宣洩其相當不滿的情緒，藉著繪畫的表達
　　　來平衡內在的衝突。

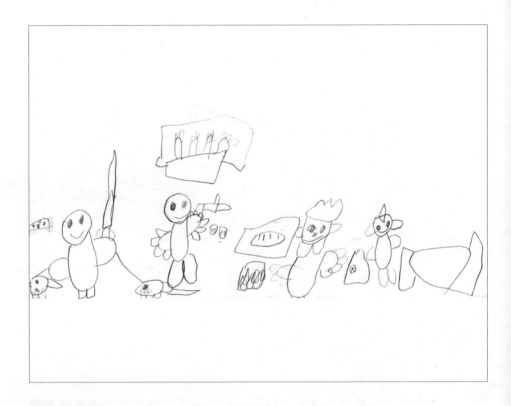

圖三　又畫出了自己和哥哥，兩人手上還是拿著刀劍。在連續幾幅畫中
　　　都有哥哥的出現，可見得威威是很在意哥哥的，也是充滿著一種
　　　「比劃、比劃」的氣氛。以簡單的筆畫畫出媽媽，但是在畫中似
　　　乎暗示著「爭奪」母親的意味。

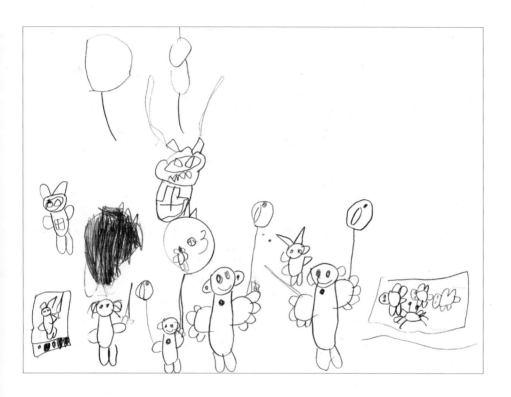

圖四　這次威威在畫中把自己和哥哥都畫得清楚且具體，但是雖把妹妹
　　　畫出來，卻始終說是弟弟，這也許是一種同性別的認同作用。大
　　　家拿著汽球，以繪畫心理分析而言，是言明個體在生活中處處受
　　　限制的環境（Burns & Kaufman, 1972），渴望掙脫的投射心理，
　　　因而畫出了手持汽球，以象徵渴望更多自由。

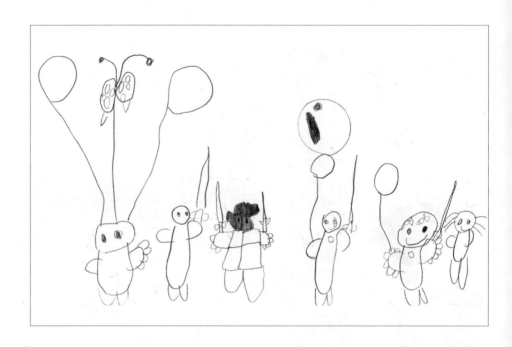

圖五　這一次又畫了許多汽球，手上仍然拿著劍，是一種很明顯的自我
　　　防衛心理。也是很自我為中心地想占有媽媽，而防備著哥哥（中
　　　間）、妹妹們。哥哥的臉部以塗黑的醜化式畫出，所以他內心的
　　　不悅和敵意似乎部表白在紙張上了。威威希望媽媽能多注意他，
　　　於是把媽媽（最右邊）畫得靠近自己的位置，但是又不希望受到
　　　太多的限制，是一種頗為矛盾的情緒表達。

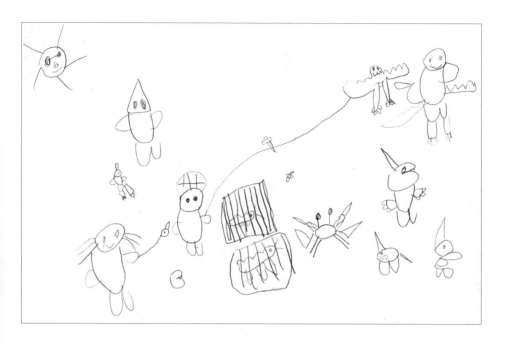

圖六　威威已開始畫妹妹了，自己又拿著一個小鳥的風箏，這是和圖四
　　　拿汽球之心理分析相同的隱喻。在右上角畫出的哥哥，畫著兩片
　　　翅膀，但是威威說：「都斷掉了。」，他希望哥哥會掉下來。也
　　　許因為威威常被哥哥欺負，才有此報仇式的畫法。另外，左上角
　　　畫了一個不算大的太陽，幼兒畫出太陽，可能是父親的象徵符
　　　號。因父親工作忙碌的關係，可能對孩子較忽視，所以在前幾張
　　　畫中，從不曾出現父親的角色，顯現了威威對父親溫馨關愛之渴
　　　望。另外，媽媽（最左邊的人物畫）是笑臉的，也許是平日生活
　　　中母親給威威的感受吧！

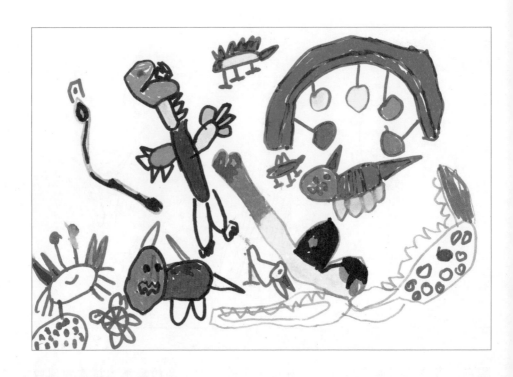

圖七　這張畫不是家庭動力繪畫，而是我們上課時討論的話題——爬蟲
　　　類。個案所使用的顏色大致上是鮮豔的，在線條方面也都一氣呵
　　　成的畫完，整張圖看起來似乎沒有什麼可疑慮的地方。

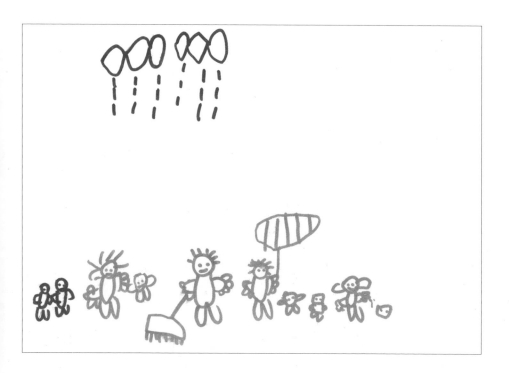

圖八　好不容易圖畫中有「爸爸」（左邊第三個人物畫）出現了，但自己的位置和爸爸有些距離，可能是因為和爸爸的關係較疏遠。雖然與兩位妹妹和哥哥也保持了一些距離，但終究畫出了女生樣的妹妹。而圖上方畫了一些雨，全家人中卻只有自己（中間）撐傘，這也許是基於一種自我行為中心的心態且沒有安全感，需要藉著一些事或物保護自己。媽媽畫在中間的位置，顯示媽媽總是在家裡辛勤地做清潔工作。

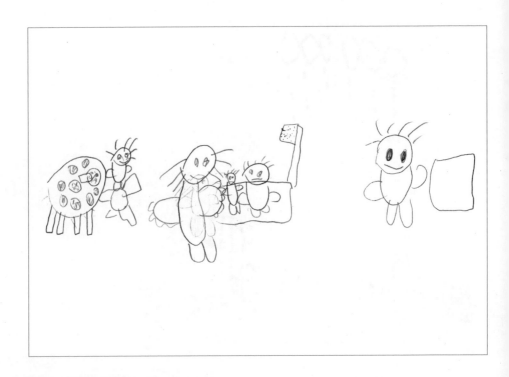

圖九　這張畫的內容是在前幾次未曾見到過的。媽媽在幫妹妹和自己洗
　　　澡（中間三個人物畫），爸爸（最左邊）一個人坐在餐桌旁吃
　　　飯，而哥哥已經洗澡洗好了，畫中不再有報仇式的畫法，沒有刀
　　　劍的比劃模樣。整張畫看起來，家庭的氣氛較為溫馨快樂了。

　　威威的人格特質較趨向缺乏自信以及沒有安全感。缺乏自信多半是來自在家庭中未受到重視。爺爺、奶奶較疼愛哥哥，而且哥哥的霸道行為常常使威威對哥哥是又敬又怕，才造成威威對自己較沒有信心。因此，與威威母親先做溝通，在家中也能常用鼓勵和讚美的方式，來使其感受到家庭對他的重視，而恢復自己的信心；一旦信心足夠，則在說話的表達也能較順暢。事實上在整個輔導過程中，家庭和學校必須互相配合，也只有父母用愛、老師用心，才能幫助威威建立更友好與信任的情感關係。

　　從開學後開始，為威威進行了一連串的輔導後，可以很明顯的看出，威威所畫的內容逐漸呈現快樂氛圍。之前所畫的內容常看見刀劍，和母親與哥哥的關係也不甚友好，但經過溝通之後，威威對於媽媽似乎愈來愈好了，而且能夠在課堂上和其他小朋友一起討論母親的辛勞與偉大，以及與兄弟姐妹該如何友愛相處。在輔導的過程中，威威進步很多，在學校時和同學的互動與對自我的肯定也有明顯的進步。我想這真是我們做老師所感到最欣慰的一件事，看到孩子一點一滴的成長，相信是我們大人所真正期盼的。

（四）給父母的建議

　　一般家庭中有兩個孩子的情形，其中一個孩子難免會有嫉妒的行為表現，為人父母一旦發現孩子有攻擊性的言行表現時，除了給予孩子輔導的措施，同時也要考慮教養方式，以免造成手足之間明爭暗鬥的心態。在一個三代同堂的家庭裡，教育理念要達到相當一致的態度和觀念是很不容易的，尤其如果差距太大的話，會形成一方在教育孩子時的無力感，孩子也會產生有所依恃而無恐懼的態度。

十、內心擔憂的妮妮

性　　別：女孩

排　　行：老大，有一位弟弟（小其兩歲）

就讀學校：台北市立托兒所

行為特徵：

1.行為較粗魯，且很自我為中心，而無視於其他小朋友的存在。

2.攻擊行為較經常性的出現，如故意碰撞別人或拿取、甚至於強取別人的物品、或破壞物品，偶爾會咬人，尤其在二至三歲的時候。

3.占有慾很強，少有與別人分享的經驗。

4.喜歡尖叫或刻意做出一些引人注意的行為舉動。

5.情緒起伏很大，喜怒較無常。

6.較難遵守老師的約定，且愛打小報告。

7.很難入睡，常常需要摸弄老師的手，或要人哄她，才能入睡。

8.喜歡畫畫。

9.愛吃零食，且常要求他人給予物質的東西。

家庭背景：

父親：高中肄業　　職業：工

母親：高中畢業　　職業：商

　　父母親之間的感情不太和諧，經常爭吵。父親因愛喝酒，失去理性而打罵其母，因此其母經常藉故外出或打牌至很晚才返家，兩人的關係一直起伏變化很大，經常彼此爭吵著要離婚，之後母親曾憤而離家一段時日。然而爭吵的情況持續至今，其父母並未離婚。另外，其母親亦經常當眾處罰責備個案。平日大都是外祖父母照顧她，也是令其祖父母頭痛的人物。

（一）輔導目標

1.減少個案在園之攻擊行為，以增強其利社會行為。

2.培養個案正面情緒的發展，以建立在園較良好的人際互動。

個案的人格特質較不信賴他人和沒安全感，因此，人格和情緒較傾向負面性發展，以攻擊性的行為來自我保護；又以各種「搞蛋式」的方式來引起老師的注意。因為個案的家庭親子關係和父母的婚姻都非良好狀況，無形中給予個案相當多負面的影響，較難執行所謂的親子教育。因此，我們所能執行的部分，只能在幼稚園提供一個可配合整個治療過程的目標而盡心盡力。當然感謝其老師的菩薩心腸，想幫助孩子有更好的童年、更正常的人格成長，經常與我共同討論執行過程。事實上，整個治療過程的重點在於以真誠的心去接納這個孩子的人，也以包容的心去接受其行為，以建立如好朋友般的親近關係，同時使用正增強作用如鼓勵、讚美和獎品，以建立更友好與信任的情感關係，來發展其有較好的人際互動關係。

（二）輔導方式

1.以團體同儕的力量來限制或制止其攻擊性的行為發生。

2.以一對一個人交談方式，協助其內心或潛意識的表達與抒發。

（三）圖畫分析

見圖一至圖十一（第150頁至160頁）。

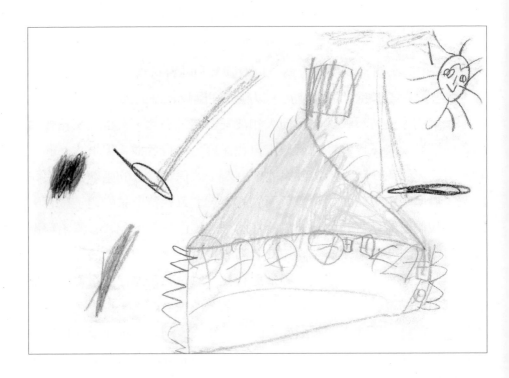

圖一　這是在過程中的第一張畫，在紙張的底部畫了一個很大的房子，
　　　又在房子的外部畫了像似尖尖如刺一樣的圖樣，整幅畫象徵著她
　　　自我防衛意念很強、沒有安全感、充滿著敵意、攻擊性和焦慮不
　　　安。

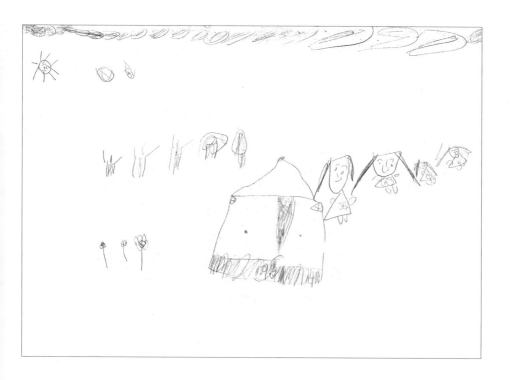

圖二　我們引導她用鉛筆畫一張全家人動態的畫。從這張畫中，可知其
　　　家庭中父母與子女之間的互動關係較差，一個小小的我且又畫在
　　　邊邊，意味著自我概念較差。整個房子的線條並不扎實，又以錯
　　　畫（塗鴉）的線條出現在房子的結構中，似乎表示其掛慮著這個
　　　家可能性的變化。

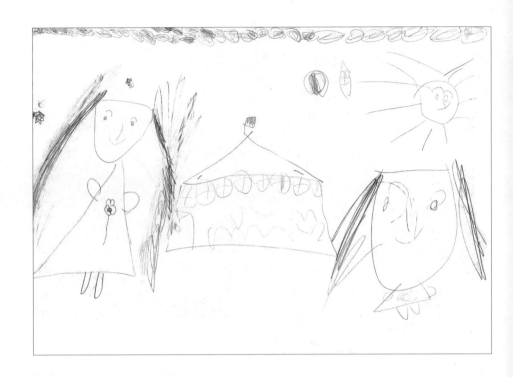

圖三　孩子畫的是自己的感受，而不是畫她所看見的，這也是一張家庭
　　　動力繪畫，圖畫的內容是爸媽在睡覺，她和弟弟在外面玩，被風
　　　吹到天空中而大聲的叫，爸媽聽到了，媽媽便飛上天救他們。先
　　　從線條上的質而言，以粗黑的錯畫線條畫出很大的爸媽圖形，意
　　　味著其對父母的態度充滿著相當地焦慮不安。而左上方畫了兩個
　　　小小的人兒就是自己和弟弟，距離爸媽是那麼地遠，暗示著父母
　　　親與子女的關係亦是如此，整張畫不外乎說明了她對這個家的不
　　　安全感。

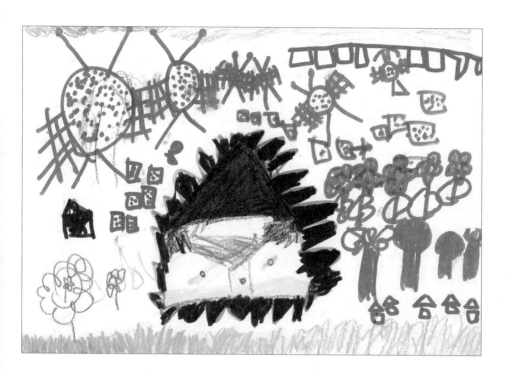

圖四　整張畫看起來充滿著很刺眼、很激烈的情緒，房子使用殷紅的顏
　　　色，外形畫了許多像似煙囪又似火焰般的造形，顯示著家裡的不
　　　安氣氛。

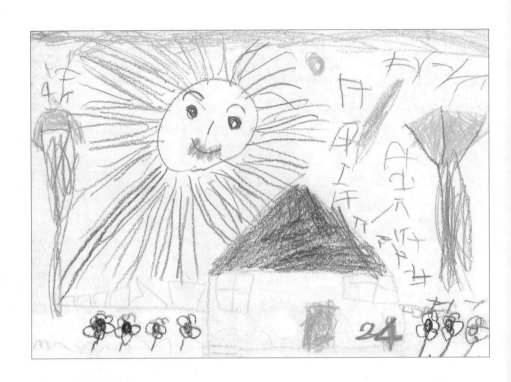

圖五　畫了一個好大好大的太陽，太陽的光芒照射整個房子，意味著其
　　　渴望擁有家庭的溫暖和被接納的意識。一般太陽是父親的象徵符
　　　號，無可否認地，她很在意父親對這個家庭的態度。又把太陽的
　　　嘴巴畫了好像牙齒的圖形，雖然說是她自己牙疼，不如說是她在
　　　意其父愛喝酒的現象。

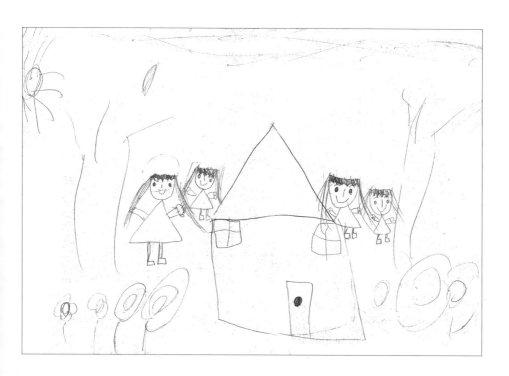

圖六　這也是家庭動力繪畫，很明顯的看出其依據性別畫在房子的各兩
　　　旁，親子之間的互動仍差，父母之間的關係一如所畫的一樣是分
　　　離的。至於她把弟弟和父親畫成女生的模樣，也許是基於一種自
　　　我為中心的心態，希望父親和弟弟跟她一樣，而形成的補償心理
　　　作用。

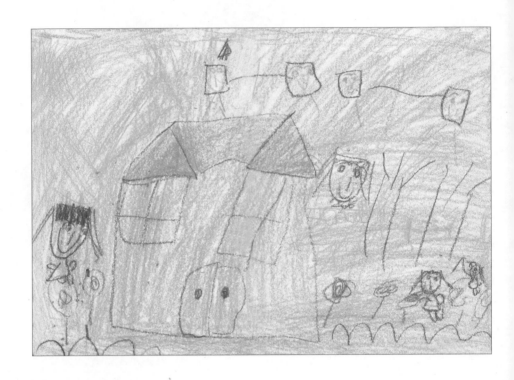

圖七　整張畫畫好之後，再使用藍色蓋滿先前所畫的內容，呈現一種好
　　　似掉進大海或被水淹沒般的無助感。再看畫中的內容，自己、弟
　　　弟和父親畫在右側，母親獨自在左側，是因父母爭吵，其母欲離
　　　家一段時間，且叮嚀她要好好照顧弟弟，所以她把自己和弟弟畫
　　　得比較靠近。

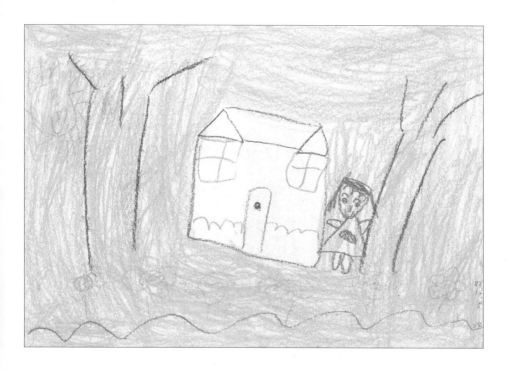

圖八　一如圖七，一樣的畫法，唯獨房子未塗以藍色，雖然說是其母喜
　　　歡這個樣子，不如說是她希望這個家庭能夠不掉進大海，亦即是
　　　脫離爭吵的氣氛。這兩張畫說明其很在意父母的感情和家庭氣
　　　氛。

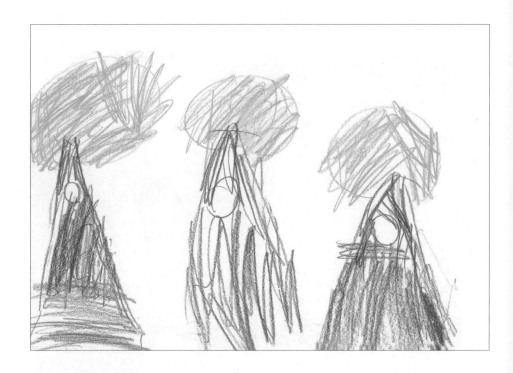

圖九　三棵大大的樹除了說明是自我為中心之外，亦是一種攻擊性、支
　　　配他人的象徵。樹上畫了三個大洞，說是有蛇、老鷹和老鼠藏在
　　　裡面。這三種動物都是令人討厭恐懼的，依賴心較重的她，期望
　　　能躲開生活中一些討厭恐懼的事，出於一種自我保護的心態而畫
　　　了如子宮般的洞，希望能暫時得到安全和溫暖。同時也意味著其
　　　早期的社會依附模式發展較差和囤積行為或個性（即個體的安全
　　　感建立在所擁有的物質上，且較少的利社會行為）。

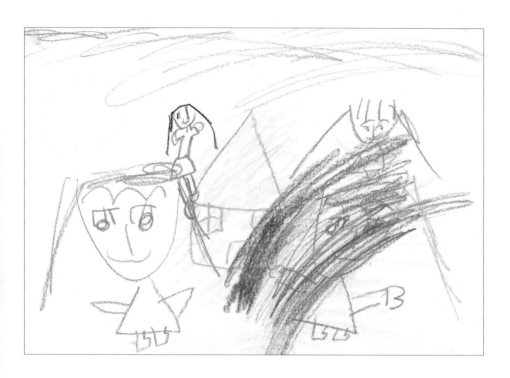

圖十　這張畫的內容是放鞭炮時，鞭炮炸到房子了，而爸爸被炸死了。
　　　也許孩子經常處在大人的爭吵中，一如炮聲連連般令人苦痛。可
　　　能母親與她的關係較好，因此一種似乎很天真的同理心，那就是
　　　父親被鞭炮炸死，媽媽就不會那麼難過了，因而採用了類似報仇
　　　式的畫法，將畫好的父親塗上了一堆線條，隱隱的暗示對父親的
　　　厭惡和不滿。

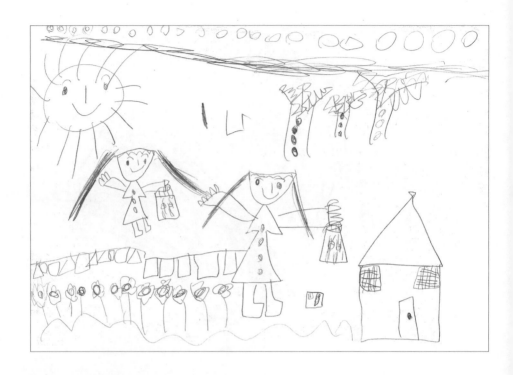

圖十一　　前後畫這些畫的時候，正是父母之間的衝突較多的時候，母親
　　　　　曾負氣離家一、兩天。瞧！此畫與其說明她與母親一同到店裡
　　　　　買食物，不如說是她渴望得到較多的關懷和照顧。再看右上方
　　　　　的三棵樹，根據巴克（Buck, 1948）的樹—房子—人的心理投
　　　　　射分析，樹代表個體的呈現，樹上有許多的洞洞則狀則是象徵
　　　　　其內心早已蒙受滿多成長的不愉快與焦慮。

　　我們嘗試鼓勵其表現對家的不滿或不愉快的表現，同時也加強她自我的肯定，引導她與人互動的利社會行為表現，最重要的是攻擊行為的減少，因此我們期望她所畫的內容呈現是逐漸充滿快樂的、美好的。事實上，孩子絕對會在有愛心的大人指導下，慢慢的建立安全感和信心，以及較良好的人際互動關係。看看圖十二至圖十五，整個畫面所使用的色彩較為溫和與喜悅，運用的筆觸較柔和，而不再那麼地激烈混亂。尤其是圖十五，似乎是她在這段輔導過程中，第一次以「男性」的樣子來畫出父親，感覺上其家庭的氣氛，對父親的接納與認同較好多了。

（四）父母的建議

　　整個繪畫賞析和輔導，其原班老師給予持之以恆的愛心和耐心，以一種穩定的關愛，使其在園內的生活中不斷的隨機教育和潛移默化。如果其父母也有意識到孩子的「現象」，而共同參與輔導計畫的話，整個過程將會收事半功倍之效。這個繪畫分析和輔導絕不是一勞永逸，同時更需要園內的每一個教職員工的配合與支持。

　　在我們執行的過程中所遭遇到較難解決的問題是，個案在園內早已被冠上「壞孩子」的標記，同時大家亦缺乏一種共識─以繪畫分析和輔導來了解孩子、幫助孩子。

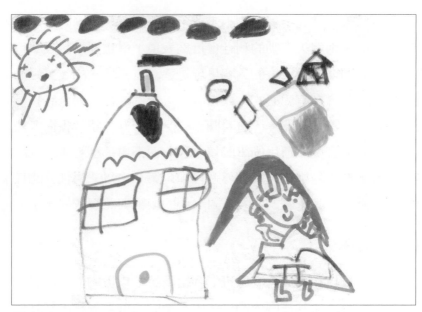

圖十二

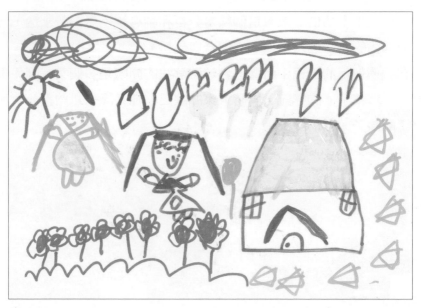

圖十三

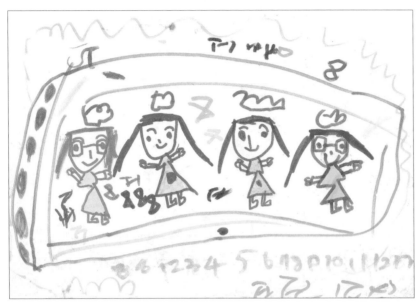

圖十四

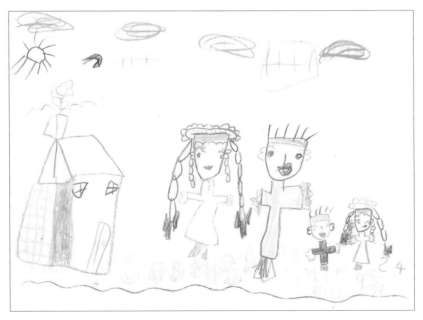

圖十五

【第五章】 家庭動力繪畫之心理分析特徵

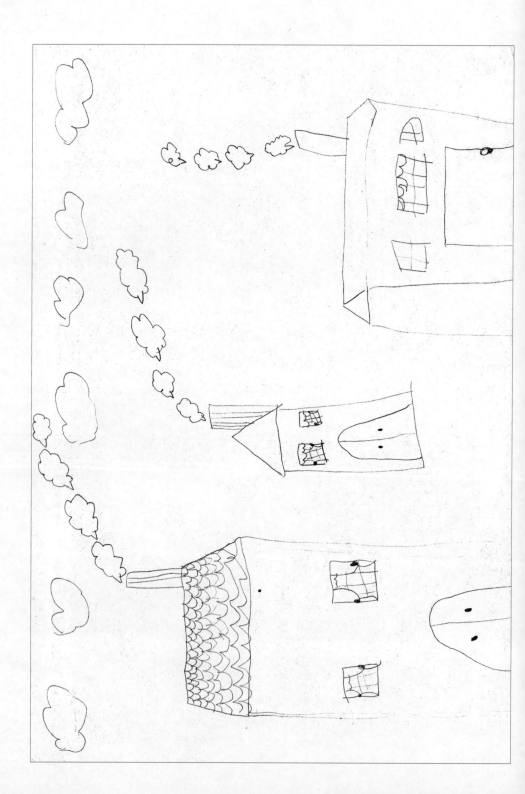

　　此一章節將解說在家庭動力繪畫（Kinetic-Family-Drawings,
K-F-D）中常見的人物特徵可能蘊涵的心理意義，以及在繪畫中所展現
的樣式（style）、動作（action），以及一些象徵符號（symbol）所寓
意的心理意義之摘要。但無論如何，在進行解析時絕對需要參考個案資
料，與其成長背景。此外，使用這些符號的表徵意義時，需考量文化的
差異性，僅供參考。期望藉此一訊息提供給老師或父母們，對於兒童繪
畫的心理層面的表達意義多一分認知（Burns, 1982; Burns & Kaufman,
1972; Buck, 1948; Dileo, 1973; Machover, 1949）。從觀察兒童繪畫中來
接收其除了口語的、肢體的表達之外，也試著閱讀兒童以圖畫呈現的
「心理圖片」表達方式，以建立對兒童內心世界認知的另一管道，而能
適時的協助兒童克服或解決一些心理上的困擾。

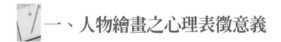

一、人物繪畫之心理表徵意義

（一）頭部的畫法

1. 經常畫得很大的可能 （以整個人物畫的比例來決定）

   (1)過度高估自己的能力或智商，是太過自信的現象（Buck,
   1948）。

   (2)不滿意自己的體格，或是較低的智商（Buck, 1948; Machover,
   1949）。

   (3)一般年幼的兒童將頭部的比例畫得較大是正常的（Machover,
   1949）。

2. 經常畫得很小的可能 （以整張圖畫中人物畫的比例來決定）

   (1)個體自覺在智商上與社交上，比別人差或比較沒能力（DiLeo,

1973; Jolles, 1964; Machover, 1949）。

(2)不如人或差勁的感覺（Burns & Kaufman, 1972; Machover, 1949）。

（二）頭髮的畫法

1. 強調頭髮、胸毛、鬍子的可能

(1)精力充沛，充滿性感的（Buck, 1948; Jolles, 1964; Machover, 1949）。

(2)是自我陶醉型者（narcissism）；尤其是畫出頭髮式樣是精心設計的情形，如波浪型迷人的髮式。此現象以青少女較多。另一種可能是受到心理生理影響（psychosomatic），即是一種心身症（psychosomatic disease）的疾病，或是氣喘患者（asthmatic）（Buck, 1948; Machover, 1949）。

心身症的疾病是心理生理的交互影響，使得原有的疾病如氣喘，因心理的壓力影響而起伏變化。或是沒有任何身體的病變，卻因為憂慮擔心與害怕等心理壓力而產生了疾病。心身症有氣喘、原發性高血壓、心絞痛、消化性潰瘍、皮膚搔癢、偏頭痛等。

2. 頭髮省略或不適當的表現情況是暗喻體力較差，而無精打采

（三）臉部容貌的畫法

1. 省略臉部容貌可能是

(1)在人際互動關係上較差和逃避式（Burns & Kaufman, 1972; Machover, 1949）。

(2)較差的環境接觸能力（Machover, 1949）。

(3)就藝術治療而言，可能存有較差的診斷。因為一般滿意的臉部

畫畫，往往意味著有幫助性的診斷情形（Machover, 1949）。

2. 模糊的臉部容貌可能是

(1)以側面的表現方式時，象徵著退縮的傾向（Machover, 1949）。

(2)在人際關係的互動上，較為膽怯與自我意識（self-consciousness）的傾向（Burns & Kaufman, 1972; Machover, 1949）。而自我意識是指個體對自己所做所為經常引起自己敏感的心理狀態的現象（張春興，1989）。

(3)過分強調與加重臉部容貌表現的現象，可能是較自卑，卻以攻擊性（aggressive）和支配性的社會行為表現於外，而形成互補現象（Machover, 1949）。

（四）眼睛和睫毛的畫法

1. 眼睛畫得很大的情形可能是

(1)懷疑的態度，顯示著以行為表現出攻擊性的傾向，尤其是把眼睛畫得很黑，看起來很兇、很可怕的樣子（DiLeo, 1973; Machover, 1949）。

(2)較為焦慮（anxiety）者，或是對於社交上的意見或批評較為敏感的現象（Machover, 1949）。

(3)外向活躍的傾向（Machover, 1949）。

(4)一般女性比男性會把眼睛畫大且很精細地描繪（Machover, 1949）。

2. 把眼睛畫得很小或閉上的情形

(1)個體可能較為內向（introversive）沉思、或自我專注（self-aborption）的傾向（Machover, 1949）。

(2)小眼睛而大眼窩的情形，可能是較強烈的好奇心或罪惡感（Machover, 1949）。

(3)缺少眼珠（俗稱空洞的眼睛）的描繪可能顯示個體內向，且熱衷自己的想法，而對於外在的環境較為不感興趣與模糊的態度（Burns & Kaufman, 1972; Machover, 1949）。

3. 一般眉毛的描繪現象

(1)很用心且精心設計地畫出眉毛，可能反映著對於為所欲為的態度而有所批評，而顯示個體表現是優雅、修飾或過度修飾的傾向（Machover, 1949）。

(2)蓬亂的眉毛可能意味著粗魯、不受約束的傾向（Machover, 1949）。

(3)揚起的眉毛似乎是一種輕蔑、藐視的態度（Machover, 1949）。

（五）耳朵和鼻子的畫法

1. 透過頭髮（即透明式畫法）畫出大耳朵、或是非常強調大耳朵的現象

(1)可能在聽覺上有困擾，如聽障的問題（DiLeo, 1973; Machover, 1949）。

(2)對他人的議論較為敏感（Buck, 1948; Jolles, 1964; Machover, 1949）。

2. 強調鼻子的畫法

若強調鼻樑的畫法，可能是較具攻擊性的傾向，亦顯示是一種心身症氣喘疾病（psychosomatic asthmatic condition）的狀況（Burns & Kanfman, 1972; Machover, 1949）。

（六）嘴巴的畫法

1. 強調嘴巴的畫法

(1)強調在口腔期人格發展上退化性防衛的現象（regressive defenses）（Burns & Kanfman, 1972; DiLeo, 1973; Jolles, 1964; Machover, 1949）。

(2)也許是在說話表達上有所問題（Machover, 1949）。

(3)使用簡短且很重的線條畫出嘴巴，可能是很強的攻擊衝動。但是在參與團體活動時，顯現得小心翼翼的心情（Machover, 1949）。

(4)以單一線條畫出側面人物的嘴巴，可能是個體較為緊張的傾向（Machover, 1949）。

(5)用往上線條（似V型）畫出人物露齒而笑的樣子，對兒童的畫而言是常見也是正常的（Machover, 1949）。但是在成人的圖畫中若強調牙齒的突出，通常與幼稚、攻擊性和虐待狂、生氣有關（Machover, 1949）。一般兒童若是過度強調嘴巴，是依賴感的象徵。

2. 嘴巴省略的情形

(1)可能是心身性（psychosomatic）呼吸上的問題、或是氣喘病（asthmatic）的現象（Machover, 1949）。

(2)沮喪而不願意與他人溝通的象徵（Buck, 1948; Machover, 1949）。

（七）頸部的畫法

頸部是銜接頭和身體，被視為銜接智慧和感情的符號。在解釋人物畫時，往往認為長脖子與依賴感有關（Burns & Kaufman, 1972;

Machover, 1949）。

　　1.非常短的頸部是粗魯、固執、頑強（bull-headed）的傾向（Machover, 1949）。

　　2.非常長的頸部顯示著個體是有教養的，在社交活動上較嚴肅、正式，非常有道德觀念的傾向（Machover, 1949）。

（八）手部的畫法

　　1.手是身體結構的主要操縱部分，因此，個體若畫出手胳臂長長的且有力量，意謂著個體想控制周遭環境的慾望。

　　2.如果缺乏手胳臂，可能與罪惡感有關，一如沒有手般相當地沮喪。一般而言表示較沒效率，對環境不滿意或相當退縮傾向（Machover, 1949）。

　　3.模糊不清的畫出手部，可能意謂著個體缺乏自信，尤其是在社交團體活動中較沒有信心或生產力（Machover, 1949）。

　　4.將手部塗黑，象徵個體的焦慮和罪惡感，通常與攻擊行為和手淫（aggressive or masturbatory activity）有關（Buck, 1948; Jolles, 1964; Machover, 1949）。

　　5.大大的手或大大的手指可能與攻擊心有關（Burns & Kaufman, 1972; Machover, 1949）。

　　6.省略手部的畫法往往是個體模稜兩可的現象。通常在畫人物畫時，手部是最容易省略的。但不管如何，此現象與個體自卑感、罪惡感與恐懼閹割（castration fears）有關（Buck, 1948; Hammer, 1971）。

　　7.盤著雙手往往是生性較為懷疑和充滿敵意的表現（Buck, 1949; Machover, 1949）。

（九）腿和腳部的畫法

1.非常長的腿部象徵著強烈自主性（autonomy）的需要（Buck, 1948; Jolles, 1964）。

2.延長的（加長）腳往往與強烈的安全感需求和閹割恐懼有關（Buck, 1948; Burns & Kaufman, 1973; Hammer, 1971; Jolles, 1964）。

3.缺少腳的畫是逃避的表達（Burns & Kaufman, 1972）。

4.非常細小的腳意謂著個體的依賴感、沒安全感與受到一些心身症（Psychosomatic）的情況（Buck, 1948; Jolles, 1964; Machover, 1949）。

（十）身體軀幹

一般而言，身體軀幹具有特徵性的是聯結個體的基本軀力（drives）。個體的活動潛能和軀力的發展，成長或衰退以及態度等，都關係著其描述身體軀幹的情況。因此，個體身體軀幹的描述也因年齡的不同而改變很多。通常都以簡單的方式畫出軀幹，且多多少少以形似長方形或橢圓形的樣式出現。若是以非尋常的形狀描述，就得審慎考慮其原因了。

1.不平衡且小小的身體結構，可能是個體覺得身體某部分較不如人，於是產生了否定或壓抑的心理作用（Buck, 1948）。

2.過分誇大的描繪身體某一結構，與個體對此誇大描繪結構的功能性有先入為主熱衷或執著的觀念有關（Burns & Kaufman, 1972）。

3.省略身體某部分，可能是個體對於此省略部分的功能性予以否定的心理表徵。也是在情緒困擾或情緒調適的男孩較容易發現（Burns & Kaufman, 1972; Meyers, 1978）。此外，男孩的圖畫中若是省略身體，往往與家中的父或兄弟之間的競爭而心生閹割恐懼有關（Burns &

Kaufman, 1972）。

（十一）其他

1. 透視畫法（transparencies）

(1)畫出人物的身體是透過了衣服而清晰可見。以成人的畫而言，這是有偷窺狂（voyeuristic）的傾向。以小孩子的畫而言，則是正常的現象（Machover, 1949）。

(2)可能與器官性（organic）的疾病有關（DiLeo, 1973）。

2. 過分擦拭的現象

(1)對自己不滿意或自我期許過高（Hammer, 1971）。

(2)憂心忡忡、躊躇不定和焦躁不安的傾向（Hammer, 1971; Machover, 1949）。

二、家庭動力繪畫之動作（K-F-D, Action）的心理表徵意義

在繪畫中往往存在著一種「力量場域」（field of force）的現象於其間。而這種「力量」（force）在家庭動力繪畫（K-F-D）中有時候詮釋某些特別的人，或環境的某部分較為顯現出來。Skinner（1938）強調這種繪畫的現象為「有區別性的刺激」（discriminative stimuli）。下列各項是描述在家庭動力繪畫中人物動作或活動（action）所具有的心理表徵意義，根據Burns和Kaufman（1972）的研究而摘要如下：

（一）一般兒童在K-F-D中畫球（Ball）的現象

在繪畫中，「球」象徵著一種「力量、力氣」（force）的形式。如果球是畫在兄弟或姊妹之間，意謂著其手足之間的競爭與嫉妒心。如

果是畫在其與父親之間，一種類似彼此之間競爭上的壓力現象，可能是兒童仍處在戀親階段。以男童而言，則是恐懼父親對其閹割或懲罰之恐懼表徵，對父親所產生的退縮心理現象。此外，個體畫出的若是一跳躍的球（bouncing ball），有很多的原因，而經常是象徵著其渴望競爭，但是能力不足，所以以上下拍球（bouncing the ball and down）的動作來表現無助感。另一種情形是將球畫在頭部上，有可能是孩童受到父母的拒絕，或與手足之間有很強的競爭，想直接以動作表現出來，但是卻不能。

（二）障礙物（Barries）

往往在繪畫中畫出線條、牆壁似的、或是物品在人物之間的一種象徵性障礙物。這種情形非常普遍地表現在一些退縮或被拒絕的兒童繪畫中，似乎藉由一些障礙物來保護自己。

（三）危險物品（Dangerous objects）

在兒童的繪畫表現中，較常看到的情形，如以丟球直接攻擊，或朝向某一人物，這是個體內心充滿許多的憤怒與不滿的現象，於是給予以「準備重擊某事物」（ready to pound something）的報仇或發洩的表現方式。

（四）熱度、燈光、溫暖（Heat, Light, Warmth）等象徵物表現方法

1. 火（Fire）

在家庭動力繪畫（K-F-D）中以「火」為題目的情形，通常是生氣憤怒與需要溫暖（一種心理關愛）交織而成的掙扎心情呈現。這種情形可能出現在兄弟姊妹之間，為了爭取父母的關愛而形成妒嫉心的掙扎，

於是在繪畫中以熱度、燈光或溫暖的物品來平衡內心渴望被愛的昇華作用。

2. 燈光或電燈（Lights）

個體曾經有被剝奪關愛的經驗，因此藉著畫出電燈似的燈光以反映其內心渴望溫暖和被愛。一般父母離異，或者是與繼父或繼母生活在一起的兒童較多這種現象。此外，一些被師長或父母隔離與拒絕的問題行為兒童，除了可能在繪畫中出現障礙物的畫法之外，也可能會強調燈光的表現方法。

3. 電（Electricity）

許多的孩子非常希望得到溫暖、愛或是力量（power），可能會以電的象徵物來顯現其內心的渴望與控制衝動。電似乎是一種想要擁有控制力量的象徵符號。

4. 熨斗與太陽光（Ironing and sunshine）

個體渴望愛和溫暖，尤其是因心理上的需要而掙扎，所以用熨斗或太陽光來裝飾或描述其所渴望的對象，而給予愛或溫暖活動般的表達內容。

（五）X's記號

個體由於很強烈的善惡觀念（conscience）與超我（superego），而壓抑著許多的焦慮，同時也嘗試控制或否定其衝動（impulse）。這也是對渴望愛與溫暖掙扎的象徵記號，而X記號大多出現在所渴望的對象之活動中，或是附近範圍。在戀親期與青春期的孩子，往往會以X記號藉以控制其內在的性衝動。

三、家庭動力繪畫之樣式（K-F-D, Style）的心理表徵意義

大多數活潑快樂與擁有父母安全依附關係的兒童，在家庭動力繪畫中，會很自然且率直地表現他／她們的愛和情感，而較少在圖畫中畫出障礙物的現象。家庭動力繪畫之樣式（style）歸類如下：

（一）隔離或區劃式（Compartmentalization）

以這種樣式呈現的兒童，往往是被家庭孤立的兒童。這種現象象徵著個體退縮，或是嚴重人格失常徵兆之開始。另外一種類似區劃式的樣式，即是摺疊的區劃式（folding compartmentalization）。個體將紙張折疊後再畫，以這種情形畫法的孩童在人格特質上是較為焦慮膽怯的現象。以筆者過去觀察一些兒童喜愛用畫格子式（即是區劃式或分離式）的方法，來呈現其家庭動力繪畫的內容。因此一旦發現兒童有此樣式的表現手法，應考慮兒童是否在才藝班有此技巧之訓練；或者學校老師在課堂上是否強調此樣式的表現。因此在進行分析或藝術治療的過程都需列入考慮的重要因素。

（二）藏封起來或簡化（Encapsulation）

可能因個體對某人產生害怕或是厭惡而將其藏匿起來，如畫在門或物品後面，或畫出障礙物似的圖案，而僅以口頭表示說其躲在某物品內，藉此方式隔離所懼怖的人物，以尋求內心釋懷的轉移作用。

（三）順著紙的底部排列（Lining on the bottom of the paper）

在家庭動力繪畫而言，此情形的兒童大多顯示其對家庭感到不穩定的狀況，而藉以在畫紙的底邊強調一種堅固的地基來表現穩定狀。通常

在父母離異家庭中的孩子，會以此種樣式來處理其內心的壓力和不穩定感。

（四）在個別（特定）的人物畫出底線（Underlining individual figures）

現象與上述（三）的心理現象雷同。但是個體較強調在家庭動力繪畫中的某一個人，而且以重重的線條表現出來。如此，意謂著個體與在底部畫出線條的特定人物，兩者之間的關係較為緊張之狀態。

（五）邊緣（Edging）

個體在進行家庭動力繪畫時，沿著紙的邊緣而繪畫家中成員，形成似一個長方型的圖畫。此樣式通常是指個體防衛性較高、或否認、或斷絕與家中的某一分子的關係之現象。

（六）在紙的上方畫出許多線（Lining at the top）

一般而言，焦慮緊張型的孩子較會在紙張的上方畫出似烏雲般的塗鴉線條。

四、家庭動力繪畫之象徵符號（K-F-D, Symbol）的心理意義

佛洛依德（1938）在其著作《夢的解析》（*Interpretation of Dreams*）一書中亦以象徵符號，來闡述人類夢境中潛在的、或是明顯的意義。事實上，不管任何使用以單一的象徵符號來表示其個體之潛意識，如夢或是以繪畫為投射工具，我們都要審慎地思考個體之成長背景。在家庭動力繪畫中，如果象徵符號一再地出現，更要考慮其象徵符號的意義是否與個體之身體的、或者與病症歷史有關。以下列舉

在家庭動力繪畫（K-F-D）中較常見與具有意義的象徵符號（Burns, & Kaufman, 1972）。

（一）記號

　　A字符號──往往與強調個體較高的學習成就有關。可能在國外，一向以A記號來評量個體的表現結果。但是在本國不常以A記號來評量學習成就，故在幼兒繪畫中較少見此符號，因此在分析時需考慮文化背景的不同為妥。

　　禁止的標記（stop signs）──很明顯的是藉此禁止、或停止的象徵符號，來控制其內在的衝動。

X的塗鴉記號

　　在Bums和Kaufmar（1972）的研究中指出，X記號畫者是一些有較高的超我和良心的兒童，對於愛、溫情的一種需求與衝突。這種X記號通常是畫者畫在與心欲想得到多些的愛、溫情的人物之間，以達到一種平衡與控制畫者內心衝突的投射作用。

　　但是我們的兒童比較少出現A記號，而較常出現X記號。依據筆者多年的分析經驗認為，X記號與畫者的自我概念，以及對人、事或物存有負面的心理情緒。

　　1.畫者若將所畫的部分以一個或多個「X」的記號在其他的人物畫旁邊，或直接在所畫的人物上以X記號塗鴉，意謂著對此人物的厭惡、不滿或憎恨。

　　2.畫者若將所畫的部分以一個或多個「X」的記號在自己的旁邊，或直接在自己的人物上以X記號塗鴉，表示畫者對自己的自我要求較高且不滿、自我概念較差的現象。

　　3.畫者若將所畫的部分以一個或多個「X」的記號在其物品的旁

邊，或直接在上面以X記號塗鴉，表示對此物的否定和不願接觸。

（二）日常生活物品或玩具

　　床（bed）──在K-F-D中並不常見到，然而此符號與個體憂鬱沮喪或性方面有關。

　　掃帚（brooms）──在K-F-D中，若一再出現在家庭成員中，尤其是畫在媽媽的手上時，即意謂著家庭一塵不染愛乾淨的現象。

1.鼓（Drums）

是一種取代生氣憤怒的象徵符號。在孩子很生氣時卻很難表達出來的情況下，而將此憤怒轉換爲象徵符號──鼓。

2.垃圾桶（Garbage）

對許多孩子而言，畫了垃圾桶意謂著想拿開討厭的，或是家中髒東西的存在。在K-F-D的圖畫中，往往發現是在家庭中添加新寶寶的情形爲多。也就是因爲對新生的弟妹吃醋而深感壓力，恨不得將他／她丟到垃圾桶，於是相對的也產生了因敵對和矛盾所交織的罪惡感。

3.風箏或氣球（Kites & Balloons）

渴望逃離處處受到限制、或嚴格管教的家庭環境，而期待有更多的自由。

4.跳繩（Jump rope）

使用這符號與上一章節封藏式（encapsulation）的心理特徵雷同。個體對自己形成害怕、或存在競爭壓力的對象以跳繩方式圈框起來，藉此而紓解壓力。畫出跳繩的方式似乎是一種自我保護之心理作用的模式呈現。

5.樓梯（Ladders）

樓梯是平衡緊張與危險的象徵符號。如與其兄弟姊妹之間存在強烈

的競爭氣氛，或是與父母之間存在壓力的情況下，個體將畫出樓梯似的圖樣在其覺得緊張或壓力的人物附近，以獲得紓解之效。

6. 割草機（Lawnmowers）

大多數以男孩畫出割草機的情況為多。也許個體面臨較為嚴肅的、控制的或是競爭的對象時，會以此符號來表現其內心的懼怖。在以男孩與父親之間的關係而言，意謂著男孩存有被閹割之恐懼。但是因為在國內，一般兒童較少看到父或母使用割草機的情形，所以很少在家庭動力繪畫中畫出割草機。以筆者的觀察經驗，兒童較常以刀子、鋸子等利器來象徵。

7. 冰箱（Refrigerators）

畫出冰箱圖樣，與個體曾經被剝奪關愛（deprivation）和壓抑鬱悶（depressive）的經驗有關。兒童如果在幼兒期的前階段缺乏父母的關愛照顧，除了一般會畫出燈光熱氣等物品，同時也可能畫出冷冷的如冰箱來表示其未得到溫暖的愛和依賴。

（三）花木

1. 花（Flowers）

花朵代表著美好的愛和成長的過程，這種情形是期望著一種被愛的象徵，就如一般人都喜愛花的現象一樣。如果花是畫在腰部以下，是對女性的認同作用。

2. 樹葉（Leaves）

是依賴感的象徵，即個體對被呵護關照依戀不捨。另一可能性是個體為滿足其依賴之需要，所以內心產生一種矛盾，與生氣憤怒交織的情緒表現。

3. 樹（Trees）

在Buck的《房子─樹─人測驗》（*House-Tree-Person Test*）一書中有非常詳細的解析。畫樹是反映著個體較深層面的自我投射現象，經常與其人格特質，以及潛意識層面有關係。一般樹幹被認為是反應個體基本心理能量和心理發展。如果個體過去曾經受到創傷，或是遭遇到十分難過的事，都會以一些特別的記號顯現在樹幹上。樹枝反應著個體在心理上或是在社交上表現的能力與需求，以及對自我實現之動機滿意度。（亦可參考筆者先前所寫的《幼兒繪畫心理分析與輔導》一書中第三章的介紹）

（四）動物

1. 蝴蝶（Butterflies）

象徵個體尋求幻想中的愛和漂亮。

2. 貓咪（Cats）

在許多K-F-D的圖畫中，以女孩子較喜歡畫小貓，這是一種支配性的象徵符號，在繪畫中存有先入為主的觀念，即是以畫出小貓來象徵對母親認同作用的衝突。事實上，毛絨絨令人想擁抱的貓咪，卻是有尖利的牙齒和爪。無可否認是關係著個體對一對象存有情感矛盾與衝突（如妒嫉心而產生的焦慮）時，會先入為主的在K-F-D畫出小貓在自己的身旁。

（五）車輛

1. 自行車（Bikes）

騎自行車是一般兒童非常普遍的活動。如果在家庭動力繪畫中過分地強調（尤以男孩為多），意謂著其盼望著成為雄赳赳的男性而努力奮

鬥。往往以青春期的男孩較常用此符號，因此藉著騎自行車或摩托車來強調欲成爲一男性之感覺和權力之象徵。

2. 火車（Train）

一般小孩都很喜歡畫火車，尤其以男生爲明顯，也許是因爲火車象徵著一種控制性、具有力量的符號。當男孩從一個階段發展到另一個較高層次的階段時，通常會尋找增加自我的力量，這是正常現象。但是如果過度頻繁地在K-F-D中出現時，可能意謂著其固執不變的個性。

（六）與水有關

1. 下雨（Rain）
與個體憂慮或沮喪有關。

2. 水（Water）
如游泳池、池塘、海洋等，與個體的抑鬱和沮喪有關。

（七）其他

小丑或卡通人物（Clowns, Cartoons）——暗示著個體覺得自己不如人，藉以使用小丑樣而取得他人的注意，是一種自我貶抑（self-depreciating）的態度與防衛心態。

髒東西或污物（dirt）——玩弄髒東西或污物重複地在K-F-D出現，通常是指孩子經常被告誡不要弄髒衣服，或不要有齷齪的想法。而在K-F-D中含蓄地象徵著個體一種否定的依附感覺。

1. 星星（Stars）
此象徵符號與個體曾經在生理上和心理上有嚴重的被剝奪關愛經驗有關，所以在繪畫中會誇大且重複地描繪。通常兒童畫出星星與一些冷淡的、有距離的事物一起出現，因此，星星在K-F-D中代表著個體內心

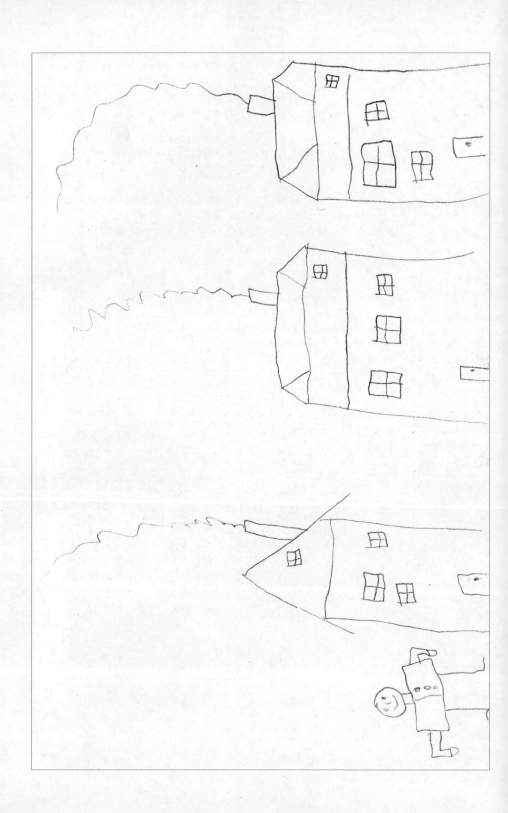

一、自我概念與繪畫美術的關係

（一）自我概念的意義

近幾十年來，繪畫分析與藝術治療已逐漸蔚為十分流行的研究風氣。許多教育工作者與心理學家們藉著孩子們富有想像力地描述其藝術創作作品的過程，而試著去了解兒童的情緒、感情、自我概念，以及在平日生活中人際互動關係。兒童對於他們是誰，他們長得如何，他們知道的是什麼，以及他們該如何做，都十分感興趣。所謂自我概念（self-concept）是關係著個體如何形容他／她們自己身體外貌的（physically）、情緒或感情的（emotionally）、社交的（socially），以及學業上的（academically）等等，都視為是自我知覺（self-perceptions）的形式（Hilgard, Atkinson, & Atkinson, 1979）。

兒童的自我概念會隨著其不同的發展階段而有所改變。年幼孩子的自我概念是以具體的方式來描述其身體的外貌、動作和能力，而較少涉及到人格特質的形容。較年長兒童的自我認知逐漸會形容其在人際互動中的人格特質，如友善或是羞赧等（Woolfolk, 1980）。事實上，提供足夠的機會讓兒童去經歷成功（success）、熟練精通（mastery）、自我肯定（self-identification）與自信心（self-confidence）的經驗，可助長其更積極性的自我概念。美術活動是幫助兒童能夠自由自在地表達非語言（non-verbal）的經驗和感覺，同時也提供兒童發洩一些不能或不願意討論的感受、幻想、恐懼和挫折等經驗。兒童也可能一如大人一樣地戴上許多的「面具」（mask），以掩飾或隱藏其感情、情緒和不愉快的經驗。

我們身為師長或父母，往往很容易觀察到兒童外在的問題，如學

業成績的低落、喜歡搗亂或是過度好動、或太過於沉默寡言等外顯易見的現象。然而，我們或許沒有嘗試去看到，或去了解兒童內在的心理問題，我們缺乏去思索形成兒童問題的心路過程。我們是否可以用心、用情、用愛去幫助孩子發展爲更像他／她們的自我，以及協助他／她們在生活中建立更積極的自我概念呢？

　　兒童的美術活動不但是自我表達的過程，同時也隱藏著許多情感的包袱。藉著美術創作活動過程，兒童可能將所有的面具完全拋棄，而淋漓盡致地將眞正的自我（true self）展露在紙張上。美術活動是銜接自發性的自我表達與創作作品的一種形式，亦即藝術創作的表達是自我與作品之間所建立的一個溝通橋梁，藉以幫助孩子使用口語描述他／她們所感受的和所看到的視覺經驗。無可否認地，美術創作活動的確是提升兒童自我概念的捷徑。

（二）自我概念在Draw A Person（D-A-P）與Kinetic Family Drawing（K-F-D）的不同性

　　家庭動力繪畫（Kinetic Family Drawings, K-F-D）是一種投射測驗的工具，從作品中可窺知個案家庭成員的互動關係，與其本身在家庭中的自我概念發展狀況。但是從家庭動力繪畫（K-F-D）中獲得的自我概念與從「畫一個人」（D-A-P, Draw A Person）中所獲得的自我形像，略有不同。Machover（1949）是分析D-A-P的先驅者，他談到畫一個人（D-A-P）意指「在環境中自我的表達（an expression of the self in the environment）」（引自Burns & Kanfman, 1982, p.17）。所以是一種環境性的自我（environmental self）。然而在K-F-D中，自我表達也許是一種個體在早期家庭所形成的模式，即是核心家庭（指個體只與雙親住在一起的家庭）中自我個體人物表達的核心自我（the nuclear self）（Burns & Kaufman, 1972, p.17）。K-F-D反映著內在自我（inner self），一如D-A-P中描寫較多自我形象（self-image）所賦予的人格特質。在謹慎處理分析K-F-D與D-A-P的情況下，也許我們可以說，在K-F-D中的自我是非常細密的描寫兒童時期的自我；而D-A-P中的自我則是描寫成人時期的自我。D-A-P中所展現人物畫的分析技巧與Buck的房子—樹—人（House-Tree-Person）的分析技巧雷同。在K-F-D的分析技巧上是著重在個體與家庭成員之間的動力現象；也就是較深層面的探知在家庭中個體自我行為的內在動力、或促使個體產生行為原因，如驅力、需求、動機等對個體自我發生促動或影響的動力現象。

（三）自我概念與美術教育的關係

在許多美術活動中，大多數的美術作品並不足以刺激個體的自我肯定，而且大部分的教育似乎也未強調這一方面的影響。今日美術教育的發展中，有兩種不同的趨勢來確認個體美術創作過程。第一種是一些美術教育者以美學的標準來確認作品的呈現，如使用的美術媒體素材、設計之內容與組織結構；第二種是某些美術教育者完全以個體之心理過程來確認其創作作品。就兒童美術而言，兒童最後的成品展現，僅僅是他／她們在進行藝術創作經驗的一個結果罷了。兒童需要被給予相當的激勵以蘊育其創作動力。之後，兒童始能更具自信心地肯定他／她們自己的創作經驗和創作活動（Lowenfeld & Brittain, 1964）。在不斷的積極創作經驗和適當地獎賞的情況下，這些都是影響兒童自信心的主要因素。因為滿意的、成功的美術創作經驗，將可促進孩子發展更積極面的自我概念。

在皮亞傑（Piaget）的前操作期的幼兒，他／她們經常在遊戲活動中或是語言表達中使用象徵符號來描述其世界內容。此階段的幼兒在認

知發展上是屬直覺階段，幼兒以自我爲中心的態度且是充滿著好奇心、想像力與幻想力來觀看這個世界。因此，美術活動成爲孩子思考和幻想力的一種索引。在繪畫表達的特徵，即是將心理意象（image）的基模與實際物體之間的關係表現出來，而並非描繪他／她們眞正所見的。我們若能夠洞察孩子的美術作品，尤其是繪畫或素描方面的作品，將可以發現孩子是如何地觀看這個世界，和他／她們自己（Schirmacher, 1988）。幼兒如藝術家一樣揮灑其所思所見於紙張上，正因爲這個階段的幼兒熱衷於塗鴉活動，以發展其大肌肉功能。而在前操作期的幼兒需要被給予肯定他／她們所進行的身體感官活動與心理特徵之發展必要。幼兒在美術活動經驗中給予更多的自我肯定和自信心，因此他／她們將熟練和重複其技巧；甚至於展露出更有創意的表現（Lowenfeld & Brittain, 1987）。

兒童也許可以在其繪畫中發現了他／她自己，也有可能在第一次的創作活動中獲得了肯定自我的經驗。即使兒童的作品看起來似乎是「很糟或不好（poor）」，即便對他／她來說是沒意義的或很難確認的，但是他／她們需要被鼓勵、被引導去覺知其作品特質（qualities）的優美性（Lowenfeld & Brittain, 1987）。重要的是指出兒童作品的特別性，讓兒童覺知她／他的作品是與眾不同的，而且是他／她自己所想出來的。以「好」（good）或「不好」（bad）來區別兒童之美術創作作品，而不去考慮其心理運作過程，那麼我們只要設定一個相當的評量標準就好了。但是我相信孩子也將在這些嚴格的標準之下，喪失了發揮他／她的創作動力的信心。因此給予兒童鼓勵，他／她們會認爲從事藝術創作是有意義的活動，無形中幫助了孩子的自我概念，而增加了他／她們對自己所創作的作品更有信心且引以爲榮。

Burns（1982）透過繪畫以研究兒童在家庭裡的自我概念成長。

Burns蒐集許多測驗對象在家庭動力模型（Kinetic Family Matrix）的自我畫像，以探知個體在繪畫家庭中是如何地看他／她們自己，以及與不是在繪畫家庭中是如何看他／她們自己之不同性（Burns）。他指出，「在自我肯定的成長過程中，父母人物畫是透過內在化父母所表現的情緒和價值。如果父母的情緒和價值是積極且正面的，如此，孩子便可能發展一個健康且積極正面的自我形象（self-image）」（p.6）。兒童美術的表達通常是在知覺、概念、經驗等多方面給予肯定的；而愈是自我肯定的孩子，愈是能發展積極且正面性的自我概念。兒童美術表達涵蓋了個體心理與生理的成長，所以他／她們需要藉著一些媒體素材，而給予鼓勵以刺激發展其自我肯定。兒童能夠肯定自我，必然能夠發展更穩定的自信心，這在藝術創作活動中更是展現無遺。兒童透過了繪畫，以觀察與發現他／她的生活空間，以及表達了他／她的情感。藝術表達是一種很原始的視覺語言（visual language）象徵，孩子用充沛的想像力和象徵符號來轉換為視覺經驗的呈現，因此，藝術的表達是一種溝通的方式。

　　美術活動不但是一種調適的方法，而且也是個體涉及如何結合自我表達（self-expression）與自我實現（self-realization）的過程（Kramer, 1971）。美術創作活動像似一面鏡子，使個體較容易接近其內在世界，且反映了他／她內在的情感。這種經驗提供了個體去發現他／她生命智慧的途徑，與學習如何從外在世界與內心世界得到平衡與祥和感。個體在繪畫或其他美術活動中喚醒了自我概念。總而言之，個體在從事藝術活動的過程中，知道了他／她們是誰，明白了他／她們的情感，以及了解了他／她們在做什麼（Kramer, 1971）。

　　美術創作活動是一種幫助個體發展自我意識（self-awareness）與自我發現（self-discovery）的方法與管道。在心理治療的觀點上，個體的

美術創作是其一己之情感的投射作用。藝術的表達是自我的表達，個體
運用了各種不同且是屬於他／她自己的象徵符號語言來表現，無形中獲
得了釋放的愉快，而不知不覺地在思考上、感情上與行為上都有所改
變。這是一種自我覺知的過程，從這種表達經驗中，個體可能再度得到
了新的感受、新的思考與新的情感，而更具信心地陳述屬於他／她自我
所構思的作品（Betensky, 1973）。

　　每一個孩子都是天生的藝術家。美術創作活動是一個很美好且特
別的機會，讓兒童盡情盡性地使用他／她們自己所創造的語言，來呈現
他／她們所思、所見、所感。孩子的發展是循序漸進的，需要在不斷
的學習和操作中成長。孩子在每一個發展階段愈是獲得更多成功的、
積極的學習經驗，愈是能成為獨立的個體，而更能完成自我實現（self-
actualization），當然，他／她必定擁有更穩固、正面且積極的自我概
念。

二、兒童繪畫與家庭

（一）不同年齡之兒童繪畫與家庭模式的關係

　　家庭動力繪畫（K-F-D）是一種投射技巧，在兒童六歲至十歲之間
是性潛伏期（latency period）階段，所呈現的圖畫表達仍然涉及到社會
文化的壓力，傾向於較多遵循規則的畫法，而較少個人的敘述。一般而
言，較年幼兒童之家庭動力繪畫，通常會把家人畫成排排站，或是分開
獨立的，而沒有太多動作的描述。基本上，此時期的幼兒仍屬皮亞傑的
前操作期，所以在表現上只可會意，是不具體寫實的呈現。但是此階段
幼兒的家庭動力繪畫，對於人物繪畫的尺寸大小、位置和是否將其中家

庭成員省略，都是非常重要的考慮因素。較年長的兒童在其家庭動力繪畫中，比較能夠掌握與描述人物的動作和表情，同時也較容易在繪畫的內容中表達其快樂喜歡的、或是憤怒厭惡的人際互動關係，甚至根本沒有互動，而是被孤立的現象。因此在解析兒童的繪畫時，需要考慮其年齡層、智力、成熟度，以及他們的生長文化背景等是如何影響兒童在繪畫中所隱藏的情感，如焦慮、抑鬱沮喪、充滿敵意、自甘墮落與膽怯退縮等情感的呈現。

　　有許多原因都可能造成兒童在核心家庭（nuclear family）中，無法肯定自我，於是他／她們可能會尋找替代物，藉以來肯定其心中渴望的力量或優勢，或者藉以滿足其內心許多的幻想。然而，兒童若長久如此而未獲任何的輔導或治療的話，潛伏在其內心的問題將存在於成年期，也有可能形成人格上的不平衡，或是情緒上的困擾。在兒童的生活中，他／她們可能會面對許多的壓力，但是他／她們的語言表達畢竟有限，不易抒懷，然而兒童卻可藉著美術活動自由自在的發洩鬱積在心中的一切不快和不悅。事實上，從家庭動力繪畫中可以看到一些個案，如父母離異、父或母病故、家庭組員和諧與否等心理寫照。

（二）兒童繪畫與家庭成員的關係

　　父母的婚姻關係、人格特質、工作性質、與子女之間的依附關係、兄弟姊妹之間的情感互動、甚至在一個大家庭中成員（如祖父母或其他長輩）的教養態度，都會影響兒童的家庭動力繪畫（K-F-D）的解析。當然，兒童也許會繪畫出幻想的或期待中的家庭模樣，但是無可否認地，父母與子女的依附關係，是兒童家庭動力繪畫的主要決定影響條件。1968年，Koppitz指出兒童的繪畫中所呈現的焦慮不安，僅僅是現況情緒的表現；同時，一個小孩所描述的人物畫乃是呈現當時孩子的發

展狀況與人際互動關係，也就描繪出在他／她的生活中有特殊意義和態度。但是一旦兒童始終出現一成不變的樣式、動作與象徵符號時，就值得我們去關懷與探知兒童在家庭的困擾或壓抑問題。

　　以下列三張圖畫（見圖一至圖三）來解說兒童繪畫與父母或祖父母的關係。

　　由此可見，孩子很容易、也很直接的將他／她對於這個家庭所形成的互動關係描繪出來。但是那只能說明孩子短暫期間對家庭互動關係之心理狀況，而不是一種永久性的心理現象，同時，兒童的家庭動力繪畫會因為家庭成員互動關係的改變而改變。所需要注意的是，當兒童在家庭動力繪畫以相同的樣式呈現時，即是暗示一種需要被關懷、被了解的徵兆。兒童的繪畫是傳遞其個人情感如喜、怒、愛、惡、欲的管道。

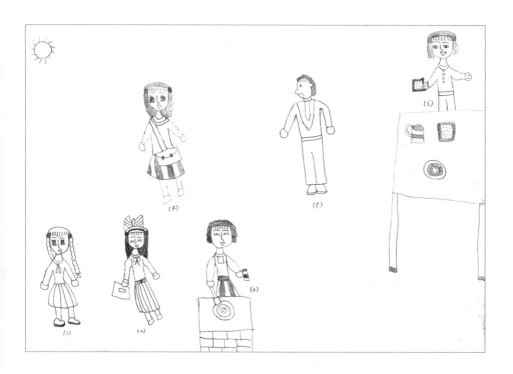

圖一　這是由一對雙胞胎其中的姊姊（小學一年級）所畫的。在對此
　　　圖畫進行解析時，該幼兒對於當時所處家庭氣氛的感受，與當
　　　時可能性的心理運作探知之前，先介紹圖畫中的人物：(1)號是
　　　雙胞胎中的妹妹；(2)號是作者本人；(3)號是其母親；(4)號是其
　　　大姊；(5)號是其父親；(6)號是其組母。對於作者家庭成員互動
　　　關係的情況，所晤談得知的現象是：父親較鍾愛大姊，祖母較疼
　　　愛雙胞胎中的妹妹，而母親則較喜愛作者，於是在這樣一個家庭
　　　結構裡，無形或有形中都顯示著三個小小不同的團體。以作者當
　　　時呈現這張畫的心理感受而言，很明顯的表現了自我為中心，在
　　　圖畫中不管是人物上的描繪或是在距離上，都表現了她與媽媽之
　　　間的相似性與親膩。而因為其大姊長相酷似父親，於是她將父親
　　　與大姊畫在同一線上，其父以側身畫法表現，整個方向動力似乎
　　　是朝向大姊。另外，祖母平日較疼愛妹妹，也許是一種嫉妒心作
　　　祟，所以把妹妹與祖母分得遠遠的。但是作者以頗為成熟細膩的
　　　心態來處理她與妹妹之間的情感，她以幾乎雷同的人物圖樣且站
　　　在同一線上似的表現，差別只在她把自己裝扮為較像一位公主。

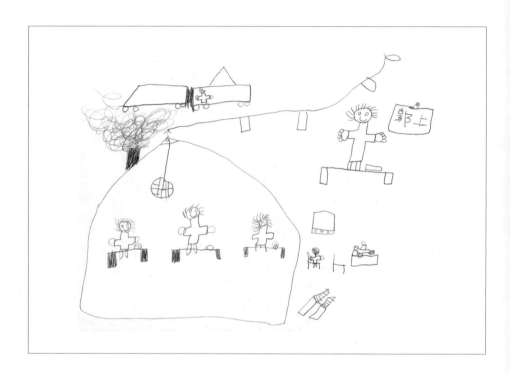

圖二　這張畫是一位大班的男生所畫的。作者的父母因為從事商業貿易
　　　工作，生活非常忙碌，因此此生上全日班的課程，偶爾還得送到
　　　安親班安頓一下。作者與父母一塊談天說笑的時間非常少，親子
　　　之間的互動也只限於在家中吃飯、看電視罷了。從這兩張畫即可
　　　以窺知他的孤獨感。就以第一張來看，雖然全家人一塊吃晚餐，
　　　但是每一個人都使用一張桌椅，且是分開獨立的，可能是忙碌的
　　　父母難得與他一塊共用餐點。在此圖畫的右側描繪他與父母的房
　　　間，但是彼此分開了一段距離。

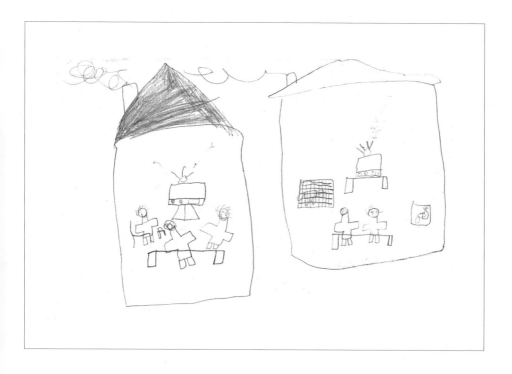

圖三　這張畫是一位大班的男生所畫。在本張圖畫中，作者用兩個房子
　　　呈現，左邊的房子是他的父母在一起看電視，而他自己一個人在
　　　吃飯。右邊的房子省略了自己，而只畫出父母在看電視。兩個房
　　　子中描述的兩件事都是缺乏了相關性，顯示著親子之間的互動並
　　　不夠。

筆者蒐集了將近二十張全天班幼兒的家庭動力繪畫（K-F-D），發現了一些共同性，即是圖畫中往往缺乏父母的人物畫，或者是與其兄姊或弟妹在家中。在觀察這些畫之前，同時獲得的資料是幼生的父母大都是非常忙碌的上班族，所以幼兒在繪畫的世界中，就缺乏了父母的角色描繪或者是互動的關係。

（三）兒童繪畫與父母教養方式之特徵

我們常常以為小孩子是天真無邪、沒有心事的，但是生活在現今複雜化、多樣化與資訊媒體科技化的環境空間裡，孩子們似乎對於生活中一切的人、事、物多了超過其年齡層的認知，相對地，其心靈中也填塞了類似成人般的苦惱、焦慮、壓力與抑鬱。在孩子成長的歲月中，父母的教養方式，往往決定了是否能夠塑造孩子積極樂觀、獨立自主的性格，或是消極悲觀、依賴退縮的性格。下列簡述一般父母教養的方式與兒童在家庭動力繪畫上所表達的特徵（Burns, 1982; DiLeo, 1973）：

1. 離婚家庭型的兒童

在父母破裂的婚姻關係中，家庭裡的每一分子都得面對許多的壓力或情緒上的打擊，此時此刻要做一個聰明的抉擇是非常困難的，然而孩子們是無辜的受害者。在此情境下的孩子，往往無法改變一向對雙親的忠誠，而只對父或母單方的忠誠，因此產生了莫大的適應困難，甚至於可能出現對父或母的怨恨心態。在繪畫表達上，將會抒發蠻多個人情緒或情感的包袱。也正因為孩子們面臨著雙親情愛被剝奪的可能與許多的迷惑，於是出現了一反常態的行為問題或情緒困擾。

通常面臨這種不穩定的家庭模式，兒童習慣以報仇式、或以攻擊式醜化一方（父或母）、以隔離式或區劃式的方法繪畫出兩個新家庭模式、或者個體會以將自己與其父母分離的方式來表現。整張圖畫也許直

覺上所呈現的是孤獨感與冷清無溫馨的互動關係。

2. 被父母拒絕關愛型的兒童

此情況是指在一核心家庭裡，較得不到父母的關愛而被拒絕的孩子。兒童可能會在畫中表現出認同其他人（如朋友或叔叔、阿姨等親戚）的關係，而比認同其父母的關係來得滿意快樂。正因為缺少對父母積極面的認同，因此，兒童在圖畫中表現的自我形象（self-image）較差；也可能對父或母的人物畫給以醜化的方式表現。一般較大一點的兒童，大都能夠描述動作的表達，所以在家庭中兩者之間若表現出積極互動的畫面，則顯示著一種良好的關係，或是渴望著有較親密的關係。例如當兒童畫出與父或母在玩丟球，其中意謂著正面和負面的意義：一是，渴望父或母陪伴嬉戲，與父或母在一起活動互動的感覺；二是，將球當做是一種攻擊性的武器，以發洩其內心憤憤不平的情緒。大致上，兒童在家庭動力繪畫（K-F-D）中缺乏互動遊戲的情境時，將會以分開個別式（a separate compartment）而獨自活動，並隔離了社交活動。而不與任何人有關聯性的圖畫內容，則表現出其被拒絕、冷落的投射作用。

3. 父母忙碌型的兒童

現代的家庭大都是雙薪家庭，父母皆是忙碌的上班族，因此造成了大多數兒童在一般學校課程結束後，還得前往安親班或是才藝中心等候家人下班後來接回。感覺上孩子的生活被安排得很充實、很緊湊、很豐富，但是在孩子的心靈世界中，父母的形影卻似乎愈來愈遠了，溫馨的親情之樂也愈來愈淡薄了。這在前一章節中已舉一圖畫解說了。

其實誠如Eng（1954）的研究指出，通常人物繪畫是兒童第一個可被認識的圖畫，而且兒童所表現的意象是描繪他／她所知道的，而不是描繪他／她所看到的。一般父母忙碌的兒童，在繪畫上將畫出其父或母

工作的公司或辦公室，或是省略了父或母的人物畫，也有可能以區劃式
（Compartmentalization）的方式來表現其心中的孤獨感。但此種現象
與被父母拒絕關愛型的兒童繪畫有所不同，這般孩子往往容易因父母適
時給予親愛之後，在繪畫上就表現得活潑快樂多了！也就是被父母拒絕
關愛的兒童，在其心理上、人格上都形成了較深的負面影響，甚至於固
定了其日後的人格發展傾向；而父母忙碌的兒童在繪畫表現上較多情緒
的變化，這是因為父母適時給予關愛而隨之變化的。

　　Burns（1982）提出了一個結論：「在K-F-D中描述的是冷淡、分
散與令人驚嚇的氣氛，個體將是被忽略、不受關照，而表現出與父母有
距離且模糊不清的父母人物畫。而個體對自己的人物呈現是不完整的、
小小的、扭曲的或與家庭中的分子毫無關係，就如個體明確的表現了不
喜歡生活在這個家庭中。」（p. 255）相反地，「在K-F-D中描述的是
溫暖、充滿成長的氣氛，往往很明顯的觀察到個體是以一種被關愛的、
溫馨的父母人物畫表現。同時，個體對自己的人物呈現是完整的、成長
的，而且是參與家庭成員的活動，說明了個體十分喜愛生活在這個環境
中。」（p. 255）。

　　對許多兒童來說，運用家庭動力繪畫（K-F-D）可以判斷其是否需
要給予早期家庭諮商輔導的介入，同時父母在專業人員的引導下，一如
兒童一樣被要求繪畫其家庭動力繪畫，如此可以增進父母對自我與子女
之間的互動關係多一分認知，且藉以尋求專業的家庭輔導人員或心理醫
生給予幫忙或引導，以解決與子女之間存在的問題，或是其本身的困
擾。

三、淺談兒童美術——著色圖畫本的問題

（一）著色圖畫本的意義

　　兒童著色圖畫本早已充斥於坊間或書店，不管是父母、老師和學生都欣然的接受與使用。兒童們可以不需思考地在早已設計好的圖案中，塗上漂亮的顏色。父母與師長們滿意孩子們的作品，也許洋洋自得於自己的孩子填畫出好像真的物品或景致的表現。孩子們似乎也從他／她們表現很好的著色本來博取父母的歡心，如此的循環下去，當然是促成設計這些著色本的商人賺上一筆錢財。但是值得我們思考的是，這種長期使用著色本學畫的方式，是不是會影響兒童的思考、決定與行為等方面負面的學習態度呢？

　　目前，一般小學低年級和幼稚園是蠻流行地使用著色圖畫本，主要原因莫過於老師在教學上使用和指導的方便。但是對於學習心理而言，孩子們沒有選擇使用其他材料的機會，只能用彩色筆或蠟筆來填上顏色。孩子們缺乏了機會去思考、決定該如何構思，該如何運用屬於自己心裡想要的色彩和材料。著色本能給予孩子的選擇性是相當有限的，從中孩子不需要思考，而是只要服從罷了！

　　筆者認識一位頗有藝術天賦的女士，期望她的兒子（小學三年級）能夠像她一樣喜愛繪畫藝術，希望他在學校有不錯的作品表現，可是偏偏她的兒子就是不喜歡學校的美術課程。但是這位小朋友曾經花了一個晚上，使用油土材料精心設計三隻可愛的小豬，竟是可愛與細膩的全家福作品。我無法想像一位被母親認為沒有美術細胞的他，在整個作品的表現技巧上竟是那麼地富有創造性與感性！於是某日與他閒聊之下，才明白他不喜歡死板板的現成美術教材，根本沒有他可發揮的餘地。

因此，現成的美術教材可能有礙於兒童發揮思考的空間，或創造力的表達；尤其是對於聰明活潑的孩子們，著實需要避免使用太多現成且已設計好的美術材料。

（二）著色圖畫本在兒童學習認知上的影響

著色圖畫本可能被認為是給予幼兒不管在著色或是在貼畫上，都是一種先熟悉練習各種物品的顏色和形狀的途徑。兒童只要準備填入或組合在這豐富現成的模型中即可。譬如有飛機、車子、船和動物等各種不同的三度空間模型，兒童只需要剪下來貼上或著上顏色即可。兒童們只要在指導下，毫無困難地就可以完成所給與的現成材料。但是如此的教學已是脫離了美術教育的主旨，是不正確的，因為兒童所完成的作品絕不是他／她所觀察景物的結果。事實上，我們很習慣將成人所觀察到的感受套用在兒童的身上，一如我們會不經意的告訴孩子，海是藍色的、天是藍色的、蘋果是紅色的、樹葉是綠色的。然而，我們卻忽略了應該讓兒童自己去觀察在不同的時刻裡，天空或海洋顏色的變化；水果或樹木在不同季節裡所發生顏色的變化，事實上，孩子應描述屬於他／她們所覺知、所感受的色彩變化。著色圖畫本只能說是預先製造好的活動課程。

大多數的父母或老師都會認為著色圖畫本具有相當的教育意義。但是我們需要思索的是，市面上所販賣的圖畫本之內容，都是由成人所擬繪的圖樣，而兒童只需要一成不變的在所設計的圖案之線內塗上顏色即可。再說，這些圖畫本的設計者是否具備了特殊的知識，如對兒童美術之心理發展方面的概念呢？所謂具有「教育性」，有時候恐怕是商人冠冕堂皇的噱頭！一般的父母也認為給兒童著色圖畫本，不僅是最為經濟的安頓孩子在家喧鬧的方法之一，同時也可讓成人在其視野範圍內注意

到兒童的一舉一動，且是最不具危險性的活動之一。

　　但是根據Jefferson（1964）在國際性兒童教育組織（Associatoin for Childhood Education International）中，發表一篇有關於著色圖畫本的研究指出：從教育意義而言，使用著色圖畫本或是現成設計好的美術材料，是很微少甚至是沒有意義存在的。從這類似機械似的練習著色與熟悉形狀，不但使得個體抑制（suppress）或壓抑（inhibit）得以表現（expressiveness）、發明（incestiveness）、想像（imagination），而且還會影響兒童其他領域學習經驗的困惑和限制等。

　　筆者自幼即喜愛繪畫，先後也向數位教授習畫。然而在美國修習一些美術課程時，繪畫的基本技巧表現不錯，但是一旦面臨創造設計的主題時，可真令我苦悶且無所適從。主要的原因是長期以來我在美術的表現方式仍深陷於臨摹的影子裡走不出來，缺乏相當的勇氣進行創作，似乎深怕表現出與自己先前所學的「模式」不同而裹足不前。

　　兒童對事物的認知往往與成人有相當的出入，就如要兒童畫出一頭牛，也許年幼的兒童將畫出一個大圈圈，因為他／她也許是躺在地上看到牛的肚子；也許他／她畫出的是只有兩條腿的牛，因為他／她可能是正面的觀看這頭牛。兒童也有可能畫出完全不是眼前所觀看的樣子，而繪畫出可能是他／她心中所幻想的樣子或相關的屬性（如僅有草地、房子、或是看管牛的人物）。總之，兒童觀看事物的角度，恐怕不是成人眼中那麼具體、完整的概念。因此，美術繪畫的活動提供了兒童認知基模的調適，進而發展出對事物有更具體、更完整的認知概念。反之，呆板的、現成的美術材料，僅僅是一種成人式的認知模式所設計的內容，用來套用在兒童的學習上，並非提供兒童自我嘗試的學習經驗。過早地以成人的認知觀念來灌輸孩子，將形成孩子似依賴性的學習方式，而缺乏挑戰、嘗試冒險的態度。

（三）著色圖畫本在動作發展上的影響

　　大部分的著色圖畫本所設計的內容雖不離兒童生活的主題，但是許多的圖案都是小小的。以一個較年幼的兒童正是在大肌肉發展與手眼協調控制的階段，需要充分的機會和空間來練習其大肌肉活動，但是要一個幼兒在一個小小的、有限的範圍內塗描一番，的確是很吃力的一件事。也許在有形的限制條件下（只能夠在線內塗上顏色，或根據所定的模型做貼畫），兒童將遭遇到較多的挫折感而興趣缺缺。提供空白的紙張，並給孩子相當的鼓勵和引導，他／她們將會躍躍欲試地展現自己的結構內容，且熱衷於自己所設計的作品內容。

　　任何提供了肌肉活動的動作都能促進兒童發展肌肉協調的功能，如梳頭髮、綁鞋帶或是騎三輪車等，都是有益幼兒肌肉協調的活動。兒童在現成設計好的圖畫本上著色，當然會比從事他／她自己所設計的內容中，建立了多一些些的技巧性。然而，著色圖畫本卻忽略了在兒童教育上最重要的一部分，就是兒童在無形中不斷地被剝奪真正教育的價值學習，與喪失了建立藝術活動中需要肌肉操練的機會。

　　筆者曾經觀察一位幼稚園大班男孩的圖畫，乍看之下不如小班小朋友的畫，整個畫面上皆是塗鴉且很抽象的線條組合，很容易被誤認為是學習障礙或自閉症的傾向。事實上，這位小男生在認知方面表現得很不錯，唯獨美術活動表現較差。主要原因是他缺乏了塗鴉練習的經驗，與未有充分的手眼協調機會，因而在美術上表現出十分退縮的態度。所以，塗鴉練習不僅對兒童大肌肉與小肌肉的發展有益，同時也影響著兒童其他方面學習的信心。

（四）對親職教育的建議

　　教育的意義在於使兒童成為一個獨立的個體，成為一個知道自己在做什麼、明白自己想要的是什麼的人。使用現實生活中的一景一物，以充實幼兒的生活，讓他／她們有相當的機會可以去看、去聽各種不同的意見，能夠評估他／她們所看、所聽的一切，允許他／她們有自由權可以畫出或不願畫出確實的想法。因此這是一種非常個別化（individualized）的學習狀況，而不是填鴨式的被灌輸。無可否認地，在幼兒期的美術教育就應該給予孩子更大的繪畫空間、更多的思考創造空間。提供充分的機會使幼兒得以發揮其所覺知的一切情感，更重要的是肯定他／她們自我表達、自我創造的能力。兒童的繪畫活動不是僅僅讓其著上顏色、貼上圖案的活動，而是展露其更多個人的情感、幻想和經驗的活動。兒童必須以他／她們所處的年齡層，而在其作品中獲得一種成就感（achievement）、一種自尊（self-respect）且引以為榮的感覺（Jefferson, 1964）。

　　兒童時期是活潑、充滿想像力、幻想力的時刻。年幼的兒童一如一張白紙，成人給他／她什麼顏色，他／她就呈現什麼顏色。在兒童的學習過程中，父母或老師永遠是一名引導者、欣賞者。

　　在美術活動中，給孩子一些方向引導和解說，而不是替他／她們做。畢竟兒童需要被鼓勵去嘗試、去創造。不管其所表現的作品如何，都是值得給予尊重的。因此，對父母或老師在兒童美術活動中的建議如下（Jefferson, 1964）：

1.不要將成人的審美標準套用在兒童的創作作品中。
2.對於兒童的作品有不當的取笑或批評。

3.嘗試學習接受、欣賞兒童在他／她的發展階段的作品表現。

4.鼓勵他／她進行創作表現，但不是施以壓力。任何的發明、創作的過程，都需要在相當溫馨愉快的氣氛和認可中給予引導。

年幼的兒童對於美術的表達，是一種主觀的、個人的情感呈現，而不是對所見事物的複製表現。這種表達的過程是相當的心理內在化運作，即是直接的表現其所知所感，而不是視覺經驗真實性的表達。因此在兒童創作的作品中，往往較關係著其個人的心理經驗陳述，較少是客觀寫實的描述。然而，這種狀況正因為兒童本身孕育著相當充沛的幻想與創作的動力，這種潛在性的「動力」正是影響兒童在學習、認知以及創作的重要因素。兒童能夠在紙張上相當自由選擇去進行創作表達，去揮灑他／她內心世界的情感，如此不僅達到了精神衛生的功效，同時亦有益於兒童對自我概念、自我實踐的肯定，相信在學習上、心理上必是較具信心和快樂的。

第七章　結論

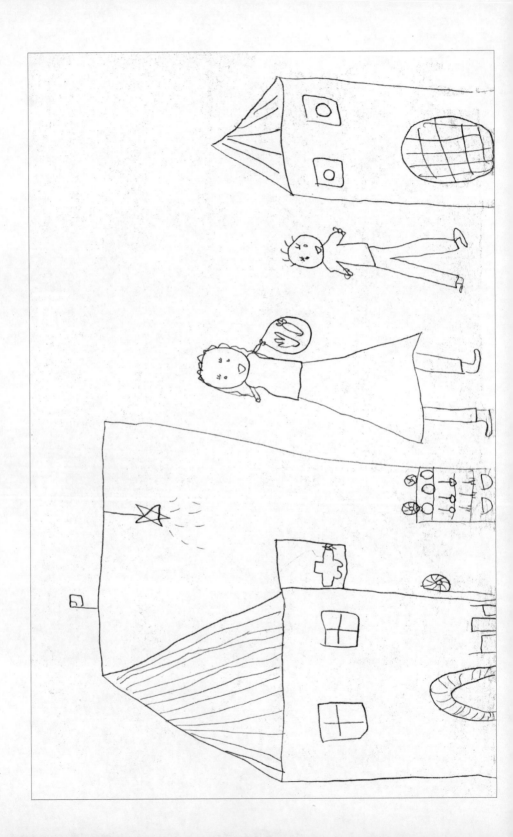

　　藝術治療在國內已經逐漸形成風氣，尤其是1999年的九二一大地震，在這一場浩劫中的倖存者、目睹地震事件，以及一些因地震事件而心理或生理受創者，當時藝術治療即扮演了相當重要且有效的輔導角色。對於那些內心充滿著恐慌、懼怖夢魘般的人們，這種難以言喻的痛苦、害怕之經驗正吞蝕著他們快樂平安的生活，藝術治療則協助了他們尋求一種情緒上和心理上得以「安全地」抒發的管道，在恐懼不安的心靈中找到了出口，安撫了那顆難以言喻的受創心靈。

　　所謂的藝術治療是運用各種藝術活動以進行心理治療過程，藉由當事者創作之作品中所呈現的心理隱喻（metaphor），透過了當事者自由聯想的表達過程，以探知其內心的困擾或情緒。基本上，藝術治療是一門跨學科領域的學問，顧名思義就可明白地知道所涉及的學門是藝術學門和心理學門兩大領域。而藝術學門關聯的是視覺藝術（繪畫、雕塑、設計）、音樂、戲劇、舞蹈等；心理學包含著必須熟悉各種心理學領域，如基礎心理學、人格心理學、心理學治療法，甚至也要涉及醫學上治療學方面的學理。要成為一名治療師，除了須具有專業的學識理念很重要之外，無可否認的是面對病患時的談話方式需要具備相當熟練的心理諮商與輔導的技巧，如此多種專業知識的交織運用，才能收相輔相成、事半功倍之藝術治療效用。藝術治療不應只是對於特殊人群，如心理上、情緒上或肢體上有困擾或問題的人服務；對於一般正常人也是非常重要的一種自我發現、自我心靈管理和自我成長的最佳「自療」法。

　　兒童繪畫是一種視覺語言（visual language），因此所表現的內容經常是以人物、房子等為主題，因為兒童的生活重心是以家庭生活為主。因此當兒童繪畫出家庭的一景一物、生活點滴，都能淋漓盡致地表達在紙張上，時而是幸福快樂的全家福畫面，時而是一己孤寂的表達；時而是一種喜悅歡欣的氣氛呈現，時而是充滿怨憤報仇式的描繪。

　　兒童藉著一支筆勾勒出他／她對家的感受，卻不易被成人「視穿」其抑鬱在內心的心事，與一些難以用語言來表達其不悅或不適的情感。以一個年幼的兒童而言，他們能表達其心理所知覺的語言字彙相當有限，因此，繪畫往往很容易成為他／她們抒發情感的管道。事實上，兒童的繪畫行為一如日記記載一樣，他／她們使用了一種「密碼」似的圖畫語言，很自然且直接地展現其所感所受於紙張上。也許圖畫的內容是個體抑鬱在心中很久的情感，也許是來自過去記憶的誘發，也有可能是現在受到環境中的人、事、物的影響而表白，也許是對未來一些期望幻想的藍圖。很明顯的，兒童的繪畫絕不是沒有意義的，雖然是單純、簡單的線條、圖案與色彩表達，但是其所描繪的往往摻雜著不少個人潛伏在意識中或潛意識中的情緒與情感。他們的畫是一種「話」的表達，只是成人往往重視的是肉眼易見畫的內容之美好與否，而不易使用「心眼」去感受這特殊的溝通語言。

　　Bruns與Kaufman的家庭動力繪畫（K-F-D）理念，提供了我們去理解兒童家庭動力繪畫的表現，是存在著相當豐富的「動力」（dynamic）訊息。藉著個體表達在紙張上的「動力」現象，以明白一些孩子內心抑鬱著困擾的問題，而能適時的給予輔導措施。無形中，孩子似乎藉著一種動力的運動（movement），而使得原本不活潑、不愉悅的圖畫內容有所改變。然而，這種動力運動往往需靠著外在許多因素，如親子之間的依附關係、與師長同儕的互動情況、手足之間的情感等等影響，因此，家庭動力繪畫開啟了父母、老師的一扇窗，可以「看見」，以及理解孩子在家庭中與父母手足之間的互動關係，甚或潛藏的問題。事實上，這種以繪畫為心理投射的方法，其主要的目標是達到防患未然之效，以減少個體心理上或情緒上的問題於現象萌生之前，而能促使個體之內心世界與外在世界有個聯結的橋梁，在身心方面獲得更和

諧的一致性。

　　在運用家庭動力繪畫時（K-F-D）時，須熟悉相當的學識理論，尤其以心理學、輔導學藝術之領域爲基礎，有了基本的理論基礎，始能對兒童繪畫有較深入、較透澈的理解與分析。在分析的過程中，必須審慎，切莫妄下標記。同時無論如何在進行繪畫分析與輔導之際，除了了解個體個人資料之外，更應觀察個體一段時間的繪畫表現，以及多聆聽其對繪畫的陳述。如此的分析結果將較具有客觀性，且能夠正確地施行輔導措施，而促進個體健康的成長。總之，期望此書《藝術治療——家庭動力繪畫概論》，對於父母與從事教育工作者或兒童心理診斷諮商者有所裨益，尤其是對兒童繪畫有新的認知，且能學習接收兒童藉著圖畫似的「密碼」訊息，祈盼著孩子們有更大、更寬廣的繪畫創造空間，能盡情盡性地表達他／她們所要表達的，而擁有屬於他／她們的世界。

參 考 書 目

張春興（1989）。張氏心理學辭典。台北：東華書局。

Alschuler, R. H. & Hatiwick, L. W. (1947). Painting and personality, *A Study of Young Children* (Vol. 2). Chicago: University of Chicago Press.

American Art Therapy Association, Inc. 2000小手冊。

American Art Therapy Association Pamphlet (1977). Mundelein, IL: American Art Therapy Association. The 31st Annual Conference of American Art Therapy Association之研討會手冊。

Anastasi, A. & Foley, J. P., Jr. (1940). A survey of the literature on artistic behavior in abnormal. Ell. Spontaneous productions. *Psychol Monogr*. 62: 52, 71ff.

Ault, R. (1977). Are you an artist or therapist－A professional dilemma of art therapists. In R. Shoemaker & S. Gonick-Barris (Eds.), *Creativity and the art therapist's identity*. Proceedings of the 7th Annual AATA Conference. Baltimore, MD: American Art Therapy Association.

Bailey, D. & Wolery, M. (1994). *Teaching infants and preschoolers with handicaps*. Columbias, OH: Charles E. Merrill Publishing.

Banks, S., Davis, P., Howard, V. F. Mc Danighin, T. f. (1993). The effects of directed art activities on the behavior of young children with disabilities: A multielement baseline analysis. *Art Therapy: Journal of the American Art Therapy Association*, *10*(4), 235-240.

Bender, L. (1937). Art and therapy in the mental disturbances of children. *Journal Nerv. Ment. Dis*., 86: 249-263.

Buck, J. N. (1948). The H-T-P test, *Journal of Clinical Psychology Services*.

Burns, R. C. (1982). *Self-growth in family*. New York: Brunner/ Mazel.

Burns, R. C. & Kaufman (1972). *Action, Styles and Symbols in Kinetic Family Drawings (K-F-D)*. An Interpretation Manual. New York: Brunner/ Mazel.

Burns, R. C. (1982). *Self-growth in families*. New York: Burnner/Mazel. 5-71.

Burns, R. C. & Kaufman, S. H. (1970). *Kinetic family drawings (K-F-D): An introduction to understanding children through kinetic drawings*. New York: Brunner/Mazel.

Brown, T. R. (1977). KFD in evaluating foster home care. *Olympia*, Washington: Office of Research State of Washington, Dep.of School and Health Severices.

Buxbaum, E. (1949). *Your child makes sense*. New York: International Universities Press.

Cohen, E. P. & Gaines, R. S. (1976). *Art another language for learning*. New York: Cilation Press.

Dennis, W. (1966). *Group values through children's drawings*. New York: John Wiley & Sons.

Despert, J. L. (1938). *Emotional problems in children*. New York: State Hospitals Press.

DiLeo, J. H. (1973). *Children's drawings as diagnostic aids*. New York: Brunner/ Mazel.

Dufrene, P. (1988). *A comparison of the traditional education of Native American hearlers with the education of American art therapists*. Ann Arbor, Michigan University Microfilms Internation.

Eisner, E. W. (1972). *Educating artistic vision*. New York: Macmillan.

Fink, P. Goldman, M. J., & Levick, M. F. (1967). Art therapy, a new discipline.

Pennsylvania Medicine, 70, 60-66.

Freeman, H. (1971). What a child's drawings can reveal. *Mother*, 35: 34-36, July London.

Freud, S. (1938). The interpretation of dreams. In Brill, A. H. (Ed.). *The basic writings of Sigmund Freud*. New York: Modern Library. 181- 549.

Ginott, H. G. (1961). *Group psychotherapy with children*. New York: McGraw-Hill.

Goodenough, F. L. (1950). *Measurement of intelligence by drawings*. New York: Harcourt, Brace and World, Inc.

Hammer, E. F. (1958). *The Clinical application of projective drawings*. Springfiled., IL: Charles C. Thomas.

Hammer, E. F. (1967). *The clinical application of projective drawings*. Springfield, IL: Charles C. Thomas.

Hammer, E. F. (1969). Hierarchal organization of personality and the H-T-P, achromatic and chromatic. In J. N. Buck & E. F. Hammer (Eds). Advances in the House-Tree-Person technique. *Varizations and application*. Los Angeles Western Psychological Services. 1-35.

Hammer, E. F. (1971). The clinical application of projective drawings. Springfield, IL: C.C. Thomas.

Harris, D. B. (1963). *Children's drawings as measures of intellectual maturity*. New York: Harcourt, Brace and World, Inc.

Heineman, T. (1975). *Kinetic Family Drawings of siblings of severely emotionally disturbed children*. Thesis Abstracts. School of Social Welfare, University of California at Berkeley.

Hilgard, E. R., Atkinson, R. L., & Atkinson, R. C.(1979). *Introduction to*

Psychology (7th Ed.). New York: Harcourt Brace Jovanovich. 605.

Hulse, W. C. (1951). The emotionally disturbed child draws his family. *Quart. Journal Child Behavior*, 3: 152-174.

Jefferson, B.(1964). The color book craze. *Association for Childhood Education International*. Washington D.C.

Johnston, D. D. (1975). *Comparison of DAF and K-F-D in children from Intact and divorced homes*. Thesis Abstracts. Calif. State Univ., San Jose.

Jolles, I. (1964). *A catalogue for the qualitive interpretation of the House-Tree-Person (H-T-P)*. Beverly Hills, CA: Western Psychological Asrvices.

Jones, D. (1975). *An oral history: Art therapy pioneers* [audio tape], Louisville, KY: Department of History, University of Louisville.

Jung, C. (1972). *Mandala symbolism*. Princeton, NJ: Princeton University Press.

Kaelin, E. F. (1966). The existential ground for aesthetic education. *Studies in Art Education, 8*(1), 3-12.

Kato, T., Ikura, H., & Kubo, Y.(1976). A study on the "style" in Kinetic Family Drawing. *Japanese Bulletin of Art Therapy*, 7:19-25.

Kato, T. (1979). Pictorial expression of family relationships in young children. *Ninth International Congress of Psychopatho-logy of Expression*. Verona, Italy.

Kato, T. & Shimizu, T. (1978). The action of K-F-D and the child's attitude towards family members. *Japanese Bulletin of Art Therapy*, 9: 25-31.

Koppitz, R. M. (1968). *Psychological evaluation of children's human figure drawing*. New York: Grune and Stratton.

Kramer, E. (1958). *Art therapy in a children's community*. Springfield. IL: Charles C. Thomas.

Kramer, E. (1958). *Art therapy in children's community*. New York, NY: Charles C. Thomas.

Kramer, E. (1971). *Art as therapy with children*. New York: Schoken Books. 67-80.

Kramer, E. (1979). *Childhood and art therapy: Notes on theory and application*. New York: Schocken Books.

Kramer, E. & Ulman, E. (1976). Editorial-Art therapy: Further explorations and definitions. *American Journal of Art Therapy*, 16, 2 & 42.

Kubie, L. (1958). *Neurotic distortion of the creative process*. Lawrence: University of Kansas Press.

Kuthe, J. L. (1962a). Social schemas. *Journal of Abnormal and Social Psychology*. 31-38.

Kuthe, J. L. (1962b). Social schemas and the reconstruction of social object displays from memory. *Journal of Abnormal and Social Psychology*, 64: 71-74.

Kuthe, J. L. (1964). The pervasive influence of social schemas. *Journal of Abnormal and Social Psychology*, 68: 248-254.

Landmark, M. (1975). *Personal communication*. Institute of Psychology, University of Oslo, Norway.

Levenberg, S. B. (1975). Professional Taining, Psychodiagnostic Skill and Kinetic Family Drawings. *Journal of Personality Assessment*, 39: 4. August.

Levisk, M. F. (1967). The goals of the art therapist as compared to those of the art teacher. *Journal of Albert Einstein Medical Center*, 15, 157-170.

Lowenfeld, V. (1957). *Creative and mental* (3rd ed.). New York: Macmillan.

Lowenfeld, V. (1987). *Creative and mental* (8rd ed.). Macmillan Publishing Company, a division of Macmillan, Inc.

Lowenfeld. V. & Brittain W. L. (1964, 1869). *Creative and mental growth*. London: Collier Macmillan. 28-55.

Machover, K. (1949). *Personality projection in the drawing of the human figure*. Illinois: Charles C. Thomas.

Meyers, D. (1978). Toward an objective evaluation procedure for the Kinetic Family Drawings (KFD). *Journal of Personality Assessment*, 42, 358-365.

McGregor, J. (1978). *Kinetic Family Drawing test: A validity study*. Doctoral dissertation, University of Kentukey.

McNiff, S. (1979). The art therapist as artist. In L. Gantt, G. Forrest, D. Silverman, & R. Shoemaker (Eds.), *Art therapy: Expanding horizons*. Proceedings of the 9th Annual AATA Conference. Baltimore, MD: American Art Therapy Association.

McPhee, L. C. (1975). *Kinetic Family Drawing Styles and Emotionally Disturbed Childhood Behavior*. Dissertation Abstracts. Boston College.

Naumburg, M. (1958). Art therapy: Its scope and function. In E. F. Hammer (Ed.), *The clinical application of projective drawings*. Sprinfield, IL: Charles C. Thomas.

Naumburg, M. (1987). *Dynamically oriented art therapy*. Chicago, IL: Magnolia Street. Ormord, J. F. (1995). Human leaning. NJ: Prentice Hall. 150-160.

O'Brien, R. P. & Patton, W. F. (1974). Development of an objective scoring method for the Kinetic Family Drawing. *Journal of Personality Assessment*, 58: 156-164.

Packard, S. P. & Anderson, F. E. (1976, October). A shared identity crisis: Art education and art therapy. *American Journal of Art Therapy*, 16, 21-28.

Packard, S. (1977). Learning disabilities: Identification and　remediation through creative art activity. In R. H. Shoemaker & S. E. Gonick-Barris (Eds.), *Proceedings of the Seventh Annual Conference of the American Art Therapy Association* (pp.57-61). Baltimore, MD: AATA.

Raven, J. C. (1951). *Controlled projection for children*. London: K. K. Lewis & Co.

Read, H. (1958). *Education through art*. New York: Pantheon Books, 3rd Ed.

Reyolds, C. R. (1978). A quick-scoring guide to the interpretation of children's Kinetic Family Drawings (KFD). *Psychology in the Schools*, 15, 489-492.

Reznikoff, M. Z. & Reznikoff, H. R. (1956). The Family Drawing Test: A Comparative study of children's drawings. *Journal Clin. Psychol.*, 12: 167-169.

Roth, J. W. & Huber, B. L. (1979). Kinetic Family Drawings. *Familien Dynarnik*. Sonderdruck. Stuttgart: Klett-Cotta.

Rosenzweig, M. R. & Porter, L. W. (Eds.). (1976). *Annual Review of Psychology*, Palo Alto, CA: Annual Reviews Inc. 27, 560.

Rubin, J. A. (1981). *Art and imagery: Free association with media*. In Proceedings of the Twelfth Annual Conference of the American Art Therapy Associatio, Baltimore, Maryland: AATA.

Rubin, J. A. (1984). *Child art therapy*(2nd ed.). New York: Van Nostrand Reihold.

Ryhne, J. (1973). *The gestalt art experience*. Monterey, CA: Brooks/Cole. [Reprinted in 1984. Chicago, IL: Magnolia Street.]

Schildkraut, M.S., Shender, I. R., & Sonnenblick, M.(1972). *Human figure drawings in adolescence*. New York: Brunner/Mazel.

Schirmacher, R.(1988). *Art and creative development for young children*. New York: Delmar Publishers. Inc. 31-36.

Schornstein, H. M.(1977). KFD assessment of how abused children are regarded by their parents. *Child Protection Report*, No. 1. Washington DC. 3.

Schornstein, H. M. & Derr, J. (June 1977). The many applications of Kinetic Family Drawings in child abuse. *The International Journal of Child Abuse and Neglect*.

Shearn, C. R. & Russell, K. R. (1969). Use of the Family Drawing as a technique for studying parent/child interaction. *Journal of Proj. Tech. and Person. Assess.*, Vol 33: 1.

Shneidman, E. S. (1947). The Make a Picture Story (MAPS) projective personality test: A preliminary report. *Journal Consult. Psychol*, 11: 315-325.

Shoemaker, R., Ulman, E., Anderson, F., Wallace, E., Lachman-Chapin, M., Wolf, R., & Kramer, E., (1977). Art Therapy: An exploration of definitions. In R. Shoemaker & S. Gonick-Barris (Eds.), *Creativity and the art therapist's identity*. Proceedings of the 7th Annual AATA Conference. Baltimore, MD: American Art Therapy Association.

Silver, R. A. (1987). A cognitive approach to art therapy. In J. A. Rubin(Ed.), *Approaches to art therapy: Theory and technique* (pp. 233-250). New York: Brunner/Mazel.

Sims, C. A. (1974). Kinetic Family Drawings and the family relations indicator. *Journal of Clin. Psych.*, 30: 87-88.

Site, M. (1964). Art and the slow learner. *Bulletin of the Art Therapy*, 4, pp.3-19.

Sobel, M. & Sobel, W. (1976). Discriminating adolescent male delinquents through the use of Kinetic Family Drawings. *Journal of Personality Assessment*, 40: 91-94.

Souza de Joode, M. (1976). O Desenho Cinetico da Familia(KFD) Como

Inctrumento de Diagnostico da Dinamica do Rekacionamento Familiar. *Auquivos Brasileiros de Psicologia Applicada*, 29(2): 149-162, Rio de Janerio, Brazil.

Swenson, C. H. (1969). Evaluations of Human Figure Drawings: 1957-1966. *Psychological Bulletin*, 70, 20-44.

Ulman, E. (1961). Art therapy: Problems of definition. *Bulletin of Art Therapy*, 1, 10-20.

Ulman, E. (1975). *Art oral history: Art therapy pioneers* [audio tape]. Louisville, KY: Department of History, University of Louisville.

Ulman, T. (1971). The power of art in therapy. In Psychiatry and Art, Vol, 3, Edited by I. Jakab. New York: S. Karger, 93-102.

Weinstein, L. (1967). Social experience and social schemata. *Journal of Personality and Social Psychology*, 6(4): 429-434.

Woolfolk, A. E. (1980). *Educational Psychology*. N. J.: Prentic Hall, Englewood Cliffs. 99-103.

中 文 索 引

英 文 索 引

家圖書館出版品預行編目資料

藝術治療：家庭動力繪畫概論／范睿榛著.
－－四版.－－臺北市：五南圖書出版股份
有限公司, 2023.09
面；　公分
ISBN 978-626-366-234-6（平裝）

1.CST：藝術治療

418.986　　　　　　　　112009580

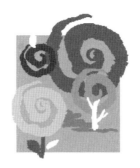

1IZ9

藝術治療：家庭動力繪畫概論

作　　　者 — 范睿榛(175)

發 行 人 — 楊榮川

總 經 理 — 楊士清

總 編 輯 — 楊秀麗

副總編輯 — 王俐文

責任編輯 — 金明芬

封面設計 — 陳亭瑋

出 版 者 — 五南圖書出版股份有限公司

地　　　址：106台北市大安區和平東路二段339號4樓

電　　　話：(02)2705-5066　　傳　　真：(02)2706-6100

網　　　址：https://www.wunan.com.tw

電子郵件：wunan@wunan.com.tw

劃撥帳號：01068953

戶　　　名：五南圖書出版股份有限公司

法律顧問　林勝安律師

出版日期　1996年11月初版一刷
　　　　　2004年7月二版一刷
　　　　　2012年3月三版一刷
　　　　　2023年9月四版一刷

定　　　價　新臺幣500元

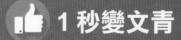

經典永恆・名著常在

五十週年的獻禮——經典名著文庫

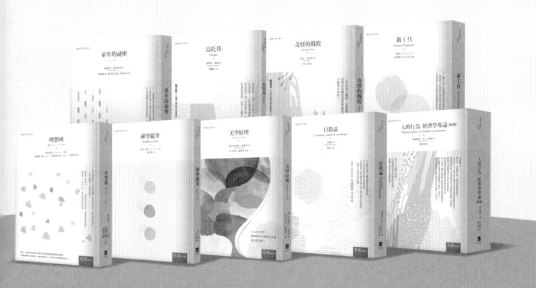

五南，五十年了，半個世紀，人生旅程的一大半，走過來了。
思索著，邁向百年的未來歷程，能為知識界、文化學術界作些什麼？
在速食文化的生態下，有什麼值得讓人雋永品味的？

歷代經典・當今名著，經過時間的洗禮，千錘百鍊，流傳至今，光芒耀人；
不僅使我們能領悟前人的智慧，同時也增深加廣我們思考的深度與視野。
我們決心投入巨資，有計畫的系統梳選，成立「經典名著文庫」，
希望收入古今中外思想性的、充滿睿智與獨見的經典、名著。
這是一項理想性的、永續性的巨大出版工程。
不在意讀者的眾寡，只考慮它的學術價值，力求完整展現先哲思想的軌跡；
為知識界開啟一片智慧之窗，營造一座百花綻放的世界文明公園，
任君遨遊、取菁吸蜜、嘉惠學子！